メンタル漢方

体にやさしい心の治し方

修琴堂大塚医院院長
横浜薬科大学学長補佐
渡辺賢治

朝日新聞出版

はじめに

漢方の診療を日々おこなっていますが、最近特にメンタル不調の患者さんを診る機会が増えてきました。直近のことでいうと、新型コロナウイルス感染症の影響が大きいかもしれません。コロナ禍の3年間ほとんどマスクの生活で、部活動も制限されて、青春の貴重な一時期を友人もできずに過ごした子どもたちもたくさんいました。

われわれ大人たちも、さまざまな行動制限の中で、人との交流が制限され、仲間と楽しく過ごす飲み会もなくなり、在宅で時間の管理も難しい状態で仕事をこなす日々を送ったり、または、事業が落ち込んで、追い詰められていった人たちなど、コロナの影響は非常に大きかったと思います。

もう少し長い目で見ると、物質的に豊かになり、技術の進歩で、生活の利便性も増しているにもかかわらず幸福度はむしろ下がっているように思います。こうしたことを振り返ると、こころの豊かさというのは、物質の豊かさや利便性とは無関係のように見えます。

渡辺京二著『逝きし世の面影』は、江戸末期から明治初期の日本人の生き方を当時日本を訪れた外国人の視点から書いています。それを読んで驚いたのは、日本人が非常に楽天的で毎日を楽しむ術を心得ていたことです。江戸では火事が日常茶飯事でしたから、火事で自分の家が焼けてもへっちゃら。まだ燃え残りがあるのに家を建て始めてまた燃えてしまったなど、本当に現代の日本人と同じ遺伝子を持っていたのかと思うくらい違う人たちに見えます。物の豊かさを求めることもなく、京都の龍安寺のつくばいにある「吾《われ》唯《ただ》足《た》ることを知る」の精神でしょうか。

日本人が悲観的な遺伝子を持っているわけではないことは明らかです。高度成長時代に物の豊かさを求め、それが達成された後、精神面の成熟度を追い求めるべき時期に、高度成長の残像を追いかけて、物質的豊かさを幸せの基準にしてきたひずみが、今出てきているのかもしれません。

私自身は、一医師として日々、修琴堂大塚医院で漢方の診療をする身です。漢方というと慢性的なからだの不調に効くというイメージが強いと思いますが、新型コロナ感染症のような急性疾患にも効果がありますし、メンタル不調にもよく効きます。三世紀に書かれた漢方医学のバイブルである『金匱要略《きんきようりゃく》』にも、メンタル不調の治療法が書かれています。人間生きていれば必ずからだの不調とともにメンタル不調を経験するものです。そんなとき、漢方も役に立つ、ということはあまり知られていませんが、実際には多くの患者さんが訪れ、漢方治療に感謝していただいています。

漢方の言葉の一つに「心身一如《しんしんいちにょ》」があります。仏教では「身心一如」といったりもしますが、こころとからだは一つ、という意味です。西洋医学では、こころとからだの二元論はデカルトに始まったとされています。デカルトも晩年考えを少し変えたようですが、東洋思想にはこころとからだは一つとする考え方が脈々と受け継がれています。

メンタル不調がからだの症状を呈する例としてストレス性胃炎が挙げられます。これはストレスがたまって実際に胃炎になってしまう例です。実はその逆もあって、本文でも紹介していますが、過敏性腸症候群（ＩＢＳ）で電車に乗るのが不安になってパニック障害になる、などこころとからだは相互に影響し合っています。漢方医学では、今目の前に表れている症状には必ず原因があると考えます。推理小説のように、遡って原因を読み解いて、どこにアプローチするかを決定します。こうした漢方医学の特長があるので、初診の問診が長くなってしまいますが、最初に原因を紐解いていく過程で医師と患者さんが同じ方向を見て治療を進めることができます。原因を突き止められるとそれだけで不安が取り除かれるので、半分治ったようなものです。

笑い話のようですが、一生懸命一緒に時系列を遡りながら、これが原因ではないでしょうか、という点に行き当たっただけで、患者さんは「漢方の治療は必要ありません」と言って、初診なのに薬なしで帰られる方もいらっしゃいます。それはそれで医師冥利に尽きる、といいますか、本来薬は飲まないに越したことはないので、最初から飲まずに済めばそれもありです。

メンタル不調を漢方で治療するメリットはいくつかあります。

1 メンタル不調だけでなく、全身の体調がよくなる。

漢方薬は、複数の生薬から成り、成分も多数存在します。そうした漢方薬の成分が脳内で働くことは種々の実験データで示されています。ほかの成分は胃腸の働きをよくして食欲を増したり、エネルギー代謝を改善して疲れをとったり、とさまざまな効果が同時に期待できます。メンタル不調とからだの不調は相互に影響し合いますから、体調がよくなることでメンタル不調の改善も期待できます。

2 煎じ薬で治療すると細かい調整が可能なので、そのほかの悩みも一緒に解決できる。

漢方では西洋医学的に診療科が分かれているわけではなく、全人的に診るので、どのような症状にも対応します。例えばPMS（月経前症候群）の症状として、イライラする、不安といったメンタルの不調と胃腸の具合が悪い、などの身体症状が同時に起こることもあります。西洋医学的にはイライラを抑制する精神科の薬と胃腸の働きを改善する内科の薬を併用するのが通常ですが、煎じ薬の場合には、生薬を加減することで、一つの薬で同時に治療することが可能です。さらに生理前に悪化するニキビなども同時に改善します。

3 薬に対する依存がないので、薬をやめるときもそれほど苦労がない。

漢方薬には依存性がないので、メンタル不調が改善したら速やかに薬をやめることができます。いきなりやめてしまっても大丈夫な場合もあるし、突然やめることに不安がある場合には、1日分を2日に分けて飲むなどして、徐々に減薬していってやめる場合もあります。いずれにしても、薬をやめても大丈夫な状態に持っていくのが目的ですから、それが達成されたら速やかに治療を終了する方向に持っていきます。これを終診といいますが、この瞬間が医師としての最高の喜びになります。

4 何かのときに頼りにしてもらえる漢方。

大塚医院には一度何かの治療が終わっても、ほかの症状で来院される方もいらっしゃいます。小学生のときにおなかが痛くて学校に行けなくなったお子さんが、おなかが丈夫になって、元気に学校に行くようになって治療を終了した後、大学生になって、今度はニキビの治療に来たりします。一度治ったからそれで縁が切れるわけではなく、一生の中で経験するさまざまな不調の度に頼りにしてもらえるのも嬉しい限りです。

5 家族で受診してくれる。

これも漢方の特長ですが、家族のうちの一人がよくなると、家族で頼ってくれるのも嬉しい限りです。大塚医院は開設したのが1931年ですから90年以上の歴史があります。初代大塚敬節、二代目大塚恭男、そして今は家内と私の代になりますが、中には四代にわたって受診されている患者さんもいらっしゃいます。もちろんこちらも代替わりをしているのですが。また、ご自身がよくなると知り合いを紹介してくださる方も多いです。それも非常に有難いことだと感謝しています。

漢方の魅力を語り出したらまだまだ話題が尽きませんが、私自身漢方医を志したのは医学生の時代。漢方医となってもう30年を超えました。しかし、漢方医学はまだまだ奥深く、日々学ぶことばかりです。患者さんと向き合い、患者さんに教えてもらいながら、診療をしている毎日です。

このように漢方はメンタル不調にも効果があるのですが、ストレス社会でメンタルに不調を来す人たちが増える中、まだ漢方が選択肢の一つと考えられていない現状もあります。より多くの人に、漢方という選択肢もあるということを知ってもらいたいと考え、本書のタイトルは『メンタル漢方』としました。メンタルと漢方が結びついたイメージを浸透させる新しい概念を提唱できたらと考えています。

本書の構成を紹介しておきましょう。第1章の『メンタル不調を漢方ではどう考えるか』では、漢方的な考え方について書かせていただきました。第2章『漢方が得意とするなんとなく不調、プチうつ』では、漢方の基本的な診察方法を交えながら、どのようにメンタル不調を診療するかを書きました。第3章『ストレスの原因を見つけて治す』では、具体的な治療例を挙げて、漢方的な物の見方や考え方について書きました。第4章『こころを「養生」する』では、漢方の一番大切な考え「養生」について書きました。「養生」は生活習慣の見直しを指します。この養生なくしては漢方薬も効き目がありません。第5章『メンタル不調に漢方を賢く活用する』では、漢方診療を受ける際に知っておいてほしいことなどを書きました。

生活のコントロールはご自身でする必要があります。漢方を頼っていただくのは大変嬉しいですが、最終的には自分で自分のことをよく知り、コントロールすることでメンタル不調を解決できるようにするのが目標です。その意味において、本書を通じて、「最高の主治医は自分自身」であることを実践していただくきっかけになれば幸いです。

目次

第2章

漢方が得意とするなんとなく不調、プチうつ

第3章 ストレスの原因を見つけて治す

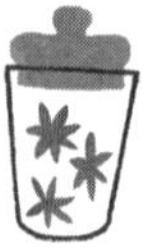

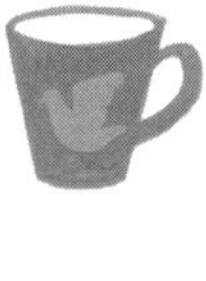
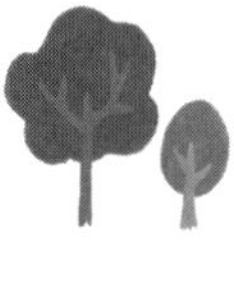

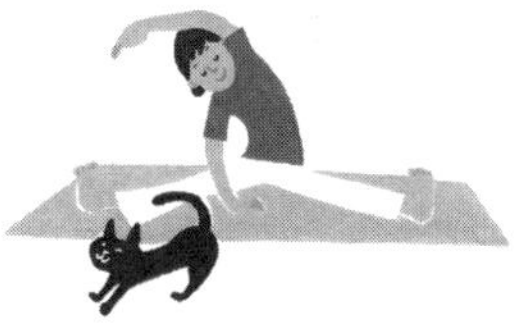

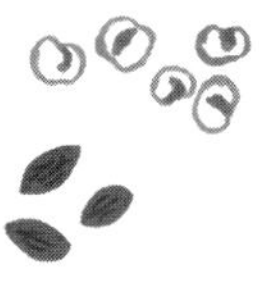

第4章

こころを「養生」する

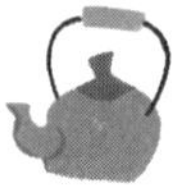

第5章
メンタル不調に漢方を賢く活用する

第1章

メンタル不調を漢方ではどう考えるか

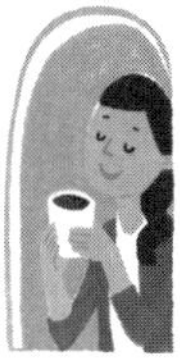

1　現代はストレスの時代

「メンタル不調」を引き起こすようなストレスが3倍に
精神的な不調で医療機関を訪れる人は増加傾向

日々働いていて、以下のようなことを感じたことはありませんか？

- 月曜日に会社に行くのがつらい
- 会社に行くと呼吸が浅くなり、息苦しい
- 夜、寝るときも仕事の不安があってなかなか寝つけない
- 休日も仕事のことを考えてしまい、疲れがとれない
- このままだとメンタルを病んでしまうかも……

こういったことを感じる人はかなり多いのではないでしょうか。メンタル不調やこころの病気というと、「いや、私はそこまで状態は悪くない」と言いたくなりますが、メンタル不調になっていく人も、最初は軽い症状からその兆しが表れてくるものです。

ストレス社会と言われる現代、多くの人がこころの不調を抱えています。適度なストレスは人間にとって必要なものですが、過度なストレスがかかり続けると、こころに不調を来し、やがてはうつ病などの病気（精神疾患）になってしまいます。

精神的な不調で医療機関を訪れる人は増加傾向にあり、近年は心療内科、精神科、メンタルクリニックが駅前など通院しやすい場所に増えています。労働衛生安全法の改正により、２０１５年12月から企業（労働者が50人以上いる事業所）に年１回のストレスチェックが義務化されたことの影響も大きいでしょう。

精神疾患の患者数は増える一方で、医療機関にかかっている精神疾患の患者数（認知症も含む）は約４１９・３万人（入院患者数：約30・2万人、外来患者数：約３８９・１万人）（平成29年患者調査）となっています。

過労死も、昔は業務における過重な負荷による脳・心臓疾患が原因とされるものが多かったですが、近年は過労により大きなストレスを受け、うつ病など精神疾患を発症し、自殺してしまうことが増えて問題となっています。

時間に余裕をもたらすはずの技術

『厚生労働白書』によると、「健康にとって最もリスクになること」について、「精神病を引き起こすようなストレス」と回答した人が２００４年は５・０％でしたが、２０２４年には15・６％となり、３倍以上に増えています。一方で「生活習慣病を引き起こす生活習慣」は、２００４年の55・９％から２０２４年は36・４％に減少。

健康にとって最もリスクになることに対する回答別割合

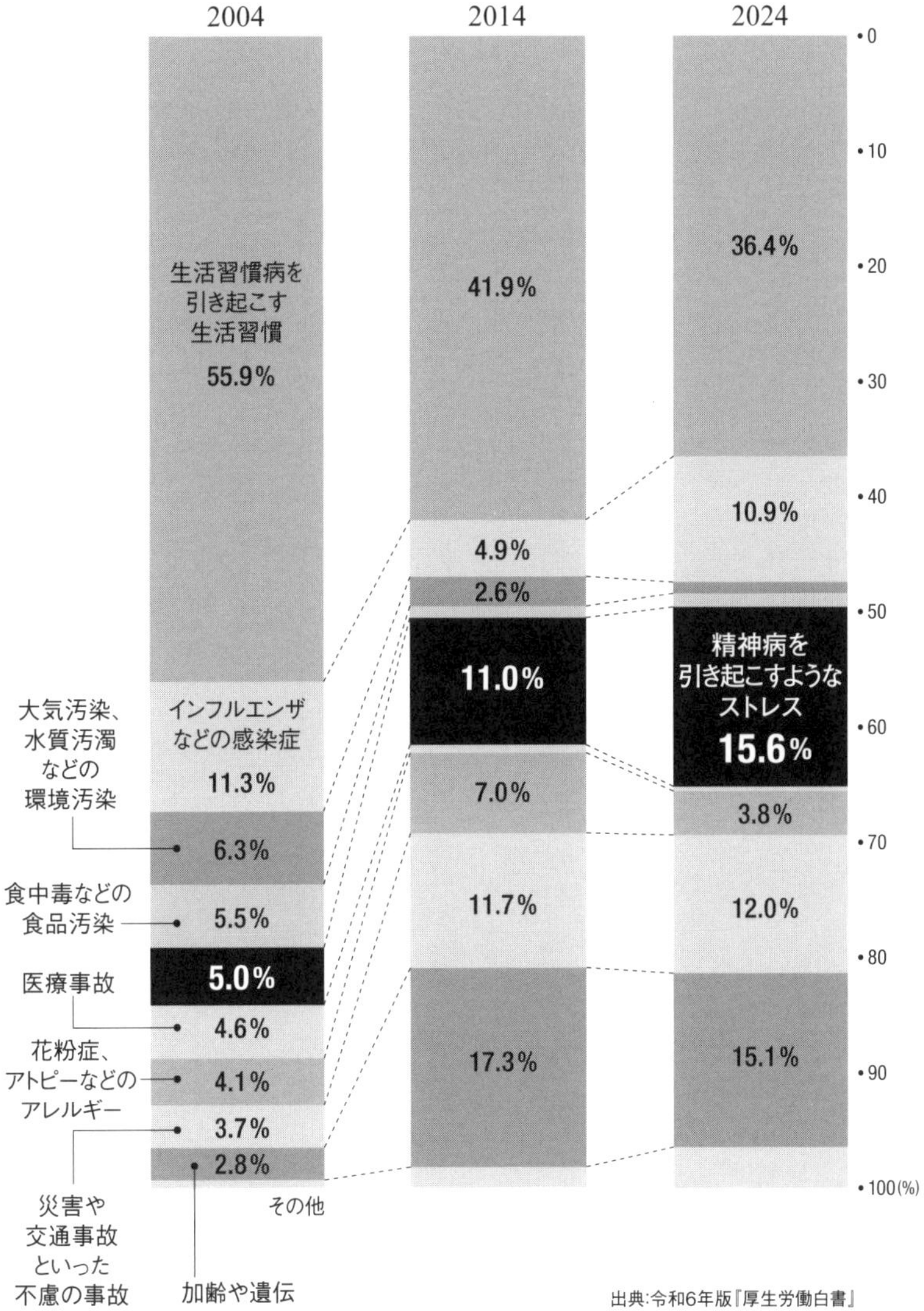

出典:令和6年版『厚生労働白書』

この20年間で健康リスクに対する人々の意識が、からだからこころへと少しずつ変化していることを示しているといえます。

なぜ人々は、こんなにもストレスを抱えるようになったのでしょうか。

デジタル化など技術の進歩は、本来人々に時間の余裕をもたらし、幸せを運んでくれるはずでした。しかしそれとは裏腹に現実は、時間に追われる日々です。かつてはパソコンが立ち上がるまでに5、6分かかっていたのに、今は30秒でも時間をとられるとイライラしてしまうものです。スマホやパソコンで動画を見るときには、倍速にするという人も多いでしょう。

ソーシャルメディアの普及による影響も見逃せません。つい他人と自分を比較してしまったり、承認欲求を抑えられなかったり。SNS上で足の引っ張り合いをして、誹謗中傷がエスカレートしているような場面も多く見られます。

本来は技術の進歩は人間を幸福にするもののはずです。しかし、現実には逆に幸福感が減っているように思います。なんでもすぐに結果を求める風潮が強くなり、じっくり物を考える時間すら奪われています。

現代社会が情報過多となることを約50年前に予測したアルビン・トフラーの『未来の衝撃』は今読み返しても頷けることばかりです。技術の進歩によってますます忙しくなっているのはミヒャエル・エンデの『モモ』の時間泥棒のようでもあります。この先の技術の進歩は本当に人間を幸せにしてくれるのでしょうか？

バブルの頃は物質的・金銭的なものが幸せの指標でした。２００９年にブータンに行ったことがありますが、ブータンは国民総生産（ＧＮＰ）や国内総生産（ＧＤＰ）のような物質的なものを幸せの指標とせず、国民総幸福量（ＧＮＨ）を幸せの指標とすることで有名でした。実際ブータンに行ってみると、生活レベルが高いわけでもなく、ハイテクでもありませんが、小乗仏教の教えで、この世は修行の場であり、この世で功徳を積めば、死んでから高い位になって幸せになれる、という思想が新鮮でした。この世で物質的な幸せを追い求める西洋諸国と違い、あの世に行ってから幸せになればよい、という思想です。これがGNHの精神を支えていたのかもしれません。残念ながら現在では海外からの情報が流入し、その幸福度が下がってしまいました。

新型コロナでメンタルヘルスに悪影響

さらにストレス社会を加速させたのが、2020年からの新型コロナの流行です。世界保健機関（WHO）によると、新型コロナが流行した最初の1年間で不安とうつ病の有病率が世界全体で25%もの増加を示したと報告されています。新型コロナの流行がもたらした環境の変化による不安やストレスなどは、特に若い世代のメンタルヘルスに悪影響を及ぼしたと指摘されています。

また、オンラインの急速な普及で、在宅勤務が一般的になりました。在宅勤務によって人間関係のストレスが減る一方で、孤立・孤独感を抱える人もいます。仕事とプライベートの境目がなくなって、休みなく働いてしまうという人もいます。海外ともオンラインでつながれて便利になった反面、時差に振り回され、夜中までオンライン会議をしている人もいるでしょう。

かくいう私も海外の学会に気軽に参加できるようになったのはよいのですが、問題は時差です。その会議のある週は1週間夕方5時から深夜1時まで会議、ということもあります。昼間は会議がないので、その時間は仕事に充ててしまいます。そうすると働く時間がとてつもなく長くなってしまいます。現地に行ったほうが、日常の仕事から離れられるので、よっぽど楽ではないかと思ってしまうこともありますが、オンラインなら時差ボケに苦しまなくて済むので、どちらが本当によいのか、試行錯誤しています。

タイムパフォーマンスが優先され、待てない人が増加した結果、そのイライラがもたらす犯罪も増加しているように感じます。すぐに結果を求め、安直にお金儲けをしようとして、犯罪に巻き込まれるといったこともあります。結果をすぐに求める癖がついてしまうと、「石の上にも三年」などというのは到底無理、ということになってしまいます。じっくり物事に取り組む胆力が失われているように感じます。

暮らす場所による環境的な要因も大きい

暮らす場所による環境的な要因も大きいのではないでしょうか。

私は米国留学中にグランドキャニオンやイエローストーン国立公園など、国立公園によく行きました。雄大な自然に囲まれ、デスバレーでは地平線がどこまでも続き、車を走らせていても、周りに目印がないので、上っているのか下っているのかすらわからない不思議な感覚を覚えました。

東京に戻ると目の前にビルがあり、１００ｍ先すら見通すことができません。遠くの山々や地平線を眺めながら過ごしている人と窓を開けたら目の前にビルがあるような都会で過ごしている人とでは、ものの考え方が変わってくるのは当然です。近視眼的な考えにとらわれてしまうのは、こうした地理的条件もあるのかもしれません。

さらに、スマホの普及が、画期的に生活を便利にした反面、スマホを見ないと不安になり、落ち着かず、移動中も休憩中もいつもスマホを見る癖がついてしまった人が多くいます。電車に乗って観察してみると、8、9割の人がスマホを見ているのではないでしょうか。中にはゲームをやっている人もいます。本を読む人はほとんどいなくなりました。車窓から景色を眺める、などという文学はもう生まれないのかもしれません。さらに人混みでもスマホを見ている人がいて、ぶつからないか、こちらが気をつけなくてはならないことも多くあります。こうなると完全にスマホ依存症でしょうか。こういう人たちは、脳がつねに働いている状態で、休まっていません。詳しくは第4章で述べますが、「デフォルト・モード・ネットワーク」といって、ボーっとした状態の脳がおこなっている神経活動が重要視されています。たとえると、自動車のエンジンはかかっているけれど、走行していないアイドリング中のような状態です。現代では、意識的にそういう状況を作らないと、ボーっとすることも難しくなってきているようです。

漢方的な理想の姿と真逆になっている

江戸時代の儒学者であり、医師でもあった貝原益軒は、『養生訓』で、健康で長生きするためには「こころはつねに平静を保ち、からだはよく動かすこと」が理想の姿だと書いています。現代人の多くは、まさにそれとは真逆の姿になっているのかもしれません。「疲れている」と受診された患者さんからよく話を聞くと、確かにこころは疲れているけれど、からだは全く疲れていないということもよくあります。

今こそ社会そのものを見直し、改めて幸せとは何かということを考え直すべきときがきているのではないでしょうか。

日々蓄積していくこころの疲れ、小さなストレスというのは、自分では気づきにくいものです。しかし、そこで放置して小さなストレスが蓄積していくと、やがてストレス反応の許容ラインを超え、不安、不眠、抑うつなどの症状が出始めます。ストレスはうつやパニック障害、不眠症などこころの不調だけではなく、がんや免疫疾患、過敏性腸症候群（ＩＢＳ）、糖尿病の悪化、冷え症など、さまざまな病気や不調の原因となるのです。

病気を発症する前に、小さなストレスの段階で、自分で気づき、対処していくことが心身の健康を維持するために大事なことです。小さなストレスに気づく方法やその対処方法については、第４章で紹介します。

2 こころの不調でどこを受診するか

精神的な不調を専門的に診る精神科や心療内科でも近年は漢方薬を処方することが増えている

会社で上司や同僚からメンタル不調の症状を指摘されて、あるいは自分で症状を自覚して医療機関を受診しようとなった場合、どの診療科にかかりますか。多くの人は、精神科や心療内科を考えるのではないでしょうか。

実際、その通りで、精神科や心療内科は精神的な不調を専門的に診る診療科です。治療はうつ病なら抗うつ薬など、「向精神薬」の服用が中心となります。

うつ病でいうと、発症のメカニズムが解明されてきて、欧米では1980年代末から、日本では1999年から脳内の神経伝達物質「セロトニン」の働きを増強する「ＳＳＲＩ（選択的セロトニン再取り込み阻害薬）」という薬が使用されるようになり、効果を発揮しています。その後「ＳＮＲＩ（セロトニン・ノルアドレナリン再取り込み阻害薬）」も登場し、抗うつ薬はさらに進歩しています。

うつ病の診断基準に当てはまれば、抗うつ薬を処方することが標準的な流れになっています。「うつ病の治療」では対象が「うつ病」になってしまいますが、うつ病に至る経緯、社会的要因は一人ひとり全く異なります。医療が対象とすべきは「うつ病を患った患者さん」であって、「うつ病」ではないはずです。個人個人異なる事情を注意深く聞くには、時間がかかります。

しかし日本の保険制度では、経営上話を聞くことだけに時間をかけられないという実情があります。患者さんを一人でも多く診て、経営をよくするためには、「うつ病を患った患者さん」に向き合うよりも「うつ病」そのものを対象にしたほうが、効率がよく、経営的にもメリットがあります。街中には数多くの心療内科がありま す。ほとんどのクリニックが良心的な診療をしている一方で、患者さんの話をじっくり聞くよりも、薬を出して数をこなそう、という医療機関もあると聞いています。

一方、近年は精神科や心療内科でも漢方薬を処方する医師が増えているようです。また、精神科や心療内科で治療を受けていた患者さんが、漢方専門のクリニックを受診するケースもあります。

こころの不調で私の診療所に来院される患者さんの多くは、「長年飲んでいる西洋薬をやめたい。根本的に治したい」と訴えます。症状は落ち着いても西洋薬を飲み続けていると、治ったという感覚がないのかもしれません。副作用に悩まされている方もいます。

私は漢方専門医であるため、精神科や心療内科の医師が漢方薬を処方する理由について、本当のところはわかりませんが、あえて推測させてもらうと、患者さんの西洋薬への抵抗感や西洋薬の副作用への不安を受けてだったり、西洋薬に比べて漢方薬のほうが徐々に効果が表れるものが多く、選択肢として有効だったりするのかもしれません（ただし、その処方の仕方は西洋医学的です）。

初診で30分～1時間話を聞く漢方

漢方では、初診に30分～1時間程度の時間をとり、患者さんの話を聞きます。初めて私の診療所を受診する患者さんは、とても早口で話し出す方が多いです。「医師は忙しいから時間をかけてはいけない」という意識があるのかもしれません。「時間はあるので、そんなに早く話さなくても大丈夫ですよ」とお伝えすると、安心してゆっくり話し始めます。漢方では患者さんの話をよく聞くからこそ、不調の原因を見つけることができ、根本的な治療が可能となるのです。

また、うつっぽい症状はあるけれど、うつ病の診断基準には当てはまらないような場合でも、漢方では治療の対象になります。イライラする、やる気が出ない、月曜日がつらいなど、西洋医学で病名がつかないようなこころの不調を抱えている人は、多くいます。

たとえ診断がついても、西洋医学では有効な治療法がないようなこころの病気にも、漢方は向いています。例えば記憶の一部分が飛んで思い出せなくなったり、自分や世界についての現実感がなくなったりする「解離性障害」は、効果的な治療法がありませんが、漢方治療でうまくいくことがあります。

こころとからだの不調が合わさって症状が出ている場合も、漢方が得意とするところです。こころに不調を抱えている人は、からだにも症状が出ていることが少なくないのです。西洋医学ではこころの不調は精神科・心療内科、からだの不調は例えばおなかが痛ければ消化器内科というように、症状に合わせたほかの診療科を受診することになります。漢方では、こころの不調もからだの不調も同時に治療できるのです。

もちろん漢方の限界もあります。自殺願望があるような重度のうつ病や統合失調症などは、西洋医学による治療が欠かせません。最近の治療薬の進歩によって、短時間で楽になる点は西洋薬のほうがすぐれています。漢方治療は、ほとんどの場合、西洋薬と併用しても大丈夫なので、どうしようもなくからだが重いとか、自殺願望がある場合などには、迷わず精神科または心療内科で薬をもらってください。コントロールがある程度できてからでも漢方治療は遅くありません。精神科・心療内科の医師と連絡をとりながら、西洋薬を徐々に減らしていき、漢方治療のみにしてから最終的にすべての治療を終えることを目指します。

その場合に欠かせないのが、医師同士のコミュニケーションです。少し前だったら、「漢方なんかまやかしだからすぐにやめなさい」という医師もいましたが、今や漢方薬を日常的に用いる医師は９割近くいます。漢方は絶対だめだ、という医師も減ってきました。

日本は西洋医学、東洋医学どちらか、というのではなく、両方のいいところをとって治療することができる、数少ない国です。江戸時代の大槻玄沢という蘭方医は、西洋医学と東洋医学の長所をとって、短所を補い合う「採長補短」を提唱しました。
その精神は、現代日本にも脈々と息づいているのです。

3　西洋医学と漢方のアプローチの違い

脳にアプローチする西洋医学と生活習慣まで含めて不調の原因を探る漢方

こころの不調を精神科や心療内科で診る場合、脳にアプローチする治療が基本となります。例えばうつ病は、セロトニンなど脳内の神経伝達物質が減るために無気力になったり、憂うつになったりすると考えられています。このため、治療はセロトニンの働きを増強する抗うつ薬が処方されます。

一方、漢方には脳という概念がありません。「内経図《だいけいず》」といってからだの内臓を表した解剖図のようなものがあるのですが、脳は描かれていません。しかし１８００年以上前に書かれた『傷寒論』や『金匱要略《きんきようりゃく》』などの処方集には、例えば次のようなメンタルの不調に関する記述があります。

●奔豚気病（ほんとんきびょう）

突然動悸がして、発作が起きると死にたくなったり恐怖を感じたりする症状で、今でいうパニック障害のような症状です。処方として奔豚湯《ほんとんとう》や桂枝甘草湯《けいしかんぞうとう》などが記されています。

●狐惑病（こわくびょう）

もうろうとして眠りたいのに目を閉じられない、起きられない、のどや陰部をむしばまれたような感覚があるといった症状で、甘草瀉心湯《かんぞうしゃしんとう》が効くと書かれています。

そのほか、甘麦大棗湯《かんばくたいそうとう》が、婦人の悲傷（悲しくなって泣き出す）といった症状に効くこと、半夏厚朴湯《はんげこうぼくとう》が、ストレスによってのどの中に炙った肉があるような感覚があるときに有効なことなどが記されています。
古来からメンタルの不調に漢方が使われていたことがわかります。

漢方は不調の原因にアプローチする

漢方の治療において最も大事なことは、不調の原因を探るということです。不調の原因を漢方では「内因」「外因」「不内外因」という３つの病因に分けて考えます。

内因はからだの内からの原因ということです。「七情《しちじょう》」と呼ばれる「怒」「喜」「思」「憂」「驚」「悲」「恐」の７つの感情を指します。

外因は外からの要因ということです。「風」「寒」「暑」「湿」「乾」「熱」の６つの環境変化を指します。

不内外因は、食べすぎや運動不足といった生活習慣などを指します。どういうことかというと、食べたいという欲望は内から出る原因ですが、食べるという行為は外から物を取り込む行為なので、この両者に起因するもののため不内外因となるのです。

漢方の治療では、患者さんの話を聞いて不調の源流である病因にたどりつき、そこにアプローチすることで根本的に治すことを目指します。

源流まで遡るのは、簡単なことではありません。初診は30分〜1時間程度かけてじっくりと患者さんの話を聞きます。家庭の問題など、抱えている悩みを最初から話さない患者さんも多いですし、本人が自覚していないこともあります。とにかくしつこく聞いて、何回か診察しているうちに「実は」と話してくれるようになることもあります。じっくり話をしているうちに信頼関係ができて、治療もいい方向に向かうことがあります。

例えばうつ病の一つに「反応性うつ病」というタイプがあります。明らかな原因がきっかけとなり、うつ状態になったタイプで、典型的なうつ病とは異なります。抗うつ薬だけでは効かないことが多く、原因にアプローチする治療が必要です。このようにうつ病といってもタイプはさまざまで、程度による差も大きいものです。それを同じ薬で治療してもうまくいかないのは、当然といえるかもしれません。

原因がわかるだけで落ち着くことも

また、頭痛やめまいなどからだの症状からアプローチすることがある点も西洋医学と異なる点です。特にお子さんに多いのですが、精神的な不調が身体的な不調から来ることがあります。

例えば不登校のお子さんに頭痛があった場合に、「これは体内の水の巡りが悪くなっていることによる症状だから、からだを温めて血流をよくすることで、余分な水分を出しましょうね」という説明をすると、それだけで元気になるお子さんもいます。自分のからだの中で何が起こっているのかがわかるだけで、安心する方も多いのです。パニック障害も症状が起きているメカニズムがわかり、発作によって死ぬことはないということが理解できると落ち着くことがあります。それと同じです。

一方、重度のうつ病や統合失調症などの精神的な疾患は、西洋医学的な治療が不可欠です。そうした場合でも漢方薬を補助的に使用したり、ある程度症状が改善していく中で、漢方薬を追加したりすることはあります。例えばうつ病は抗うつ薬で治療しますが、食欲不振や睡眠障害といったうつ状態に伴って出てくる症状に漢方薬を使用することがあります。

不眠症の場合は、規則正しい生活を送って朝日を浴びる、寝る前3時間は仕事のことは忘れる、入浴で体温を上げて、下がってきたところで眠れるようにタイミングをとるなど生活上の注意点をお伝えしたうえで、原因を探ります。仕事のストレスによるイライラ、気候の変化や寒暖差など環境要因による自律神経の乱れのほか、明確な理由はないが中年期以降で眠りが浅いなど、原因やタイプによって漢方薬を使い分けます。漢方薬は1日2～3回に分けて服用するのですが、日中飲んでも眠くならないという特徴があります。

このように漢方的アプローチは病名ではなく、時系列を遡りながら、何が根本原因なのかを探ることで、治療方針を決定します。

西洋医学と漢方を併用する場合も

西洋医学的アプローチと漢方的アプローチは二律背反ではありません。場合によっては併用する場合もあります。漢方クリニックを受診した場合、抗うつ薬が必要な患者さんに、漢方医がそのように判断し、西洋医学的治療を優先するように助言することもあります。西洋医学の医療機関を受診した場合でも漢方薬を処方されることもあります。

私の診療所に来院されるこころの不調の患者さんで、すでに心療内科や精神科にかかっている場合、そのクリニックと連携してこれまでの服薬状況などを確認しながら治療方針を検討していくことになります。

漢方薬と抗うつ薬を併用している場合は抗うつ薬を徐々に減量して漢方薬だけにしていき、やがては漢方薬もやめる、というのが理想です。

次の章では、漢方ではどのように原因を探り、治療や対策につなげるのかといった点をご紹介していきます。

第2章

漢方が得意とするなんとなく不調、プチうつ

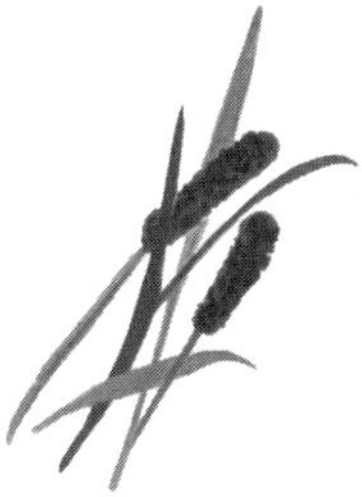

4 日本で独自に発展した「漢方」

中国の伝統医学「中医学」とは分かれて発展
日本では実践的な部分を重視するように

メンタル不調に対する漢方の治療を紹介していく前に、漢方そのもののおさらいをしておきます。

漢方というと、中国の伝統的な医学というイメージを持つ人が多いかもしれません。確かに漢方の起源は中国であり、2000年以上前の古代中国で生まれました。日本には、5～6世紀頃に伝えられ、西洋医学が主流になる明治時代まで、医学といえば漢方のことを指していました。

漢方と呼ばれるようになったのは、江戸時代のことです。「蘭方」と呼ばれるオランダ医学が入ってきたために、それと区別する目的で漢方と呼ばれるようになりました。このため、漢方という呼び方は日本独自のものであり、中国には存在しない言葉なのです。漢方と似たような意味を持つ言葉に「東洋医学」という言葉がありますが、これは西洋医学以外の医学を指すので、例えばインドのアーユルヴェーダ、チベット医学、韓国の韓医学など幅広く含まれます。

漢方は古代中国から伝わってきたものをそのまま受け継いだわけではなく、長い歴史の中で日本で独自に発展し、現在に至っています。それに対して中国で発展し、現代の中国でおこなわれている伝承医学は「中医学」「中国伝統医学」などと呼ばれ、漢方とは別のものになっています。つまり〝漢方＝中国の伝統的な医学〟ではなく、〝漢方＝日本独自の伝統医学〟といえるのです。

おなかを診察する方法は日本独自

では、漢方は日本でどのように発展してきたのでしょうか。中国の医学は理論を重視していますが、それでは患者を治せないと、江戸時代の日本では実践的な部分を重視するようになります。そして日本での実際の治療に照らし合わせて、一つの漢方薬がどんな体質のどんな症状に効くのかというデータを積み重ねていきました。

例えば、よく知られている漢方薬「葛根湯《かっこんとう》」は、日本では適応する症状として「肩こり」がありますが、中国にはありません。日本の漢方の歴史の中で、葛根湯が肩こりに効くということが、経験的にわかってきたというわけです。このように漢方は日本で独自に体系化されていったのです。

また、後に紹介しますように、診察方法も独特です。脈診、舌診といった診察法は共通ですが、腹診というおなかを診察する方法は日本で独自に発展しました。最初は按腹《あんぷく》といって、治療の手段としておなかを按摩していたとされています。手当という言葉があるように、手を当てるだけで痛みが和らいだりします。子どもが頭をぶつけたときなど、親がその場所に手を当ててあげると不思議と泣き止んだりします。

この按腹が発展する過程で、いろいろなおなかの所見があることに気が付いて、それを体系化したのが、16世紀に活躍した曲直瀬道三《まなせどうさん》（1507～1594年）一門が残した『百腹図説《ひゃくふくずせつ》』です。きれいに彩色された本が現存しています。この本の特徴はおなかの所見と処方とを結びつけていることです。ここから日本の腹診術が発展します。すなわち、おなかの所見によって漢方薬を使い分けるものです。

現在に至る腹診に発展させたのが、吉益東洞《よしますとうどう》（1702～1773年）であり、その遺志を継いだ稲葉文礼《いなばぶんれい》が『腹証奇覧』を、和久田叔虎《わくたよしとら》が『腹証奇覧翼』を著し、現在の腹診につながります。どちらも、腹診の所見が処方に結びついている点は『百腹図説』を踏襲していますが、より現在の腹診の手法に近いものとなっています。

日本漢方の場合、この腹診を重視しますが、中医学、韓医学には腹診がありません。中国で中医師の診察を受けると、じっと脈を診て、処方を決めるのですが、日本でよく使う処方というよりも、一つ一つの生薬を組み合わせて、その分量も加減します。日本が葛根湯という処方単位で処方することが多いのに対して、生薬の組み合わせ、分量も個別化されていて、修練と経験によってかなり違うことが見てとれます。

西洋医学が主流になり、限界も明らかに

漢方は江戸時代に大きく発展しましたが、明治時代になると、西洋医学の台頭によって急速に衰えていきます。浅田《あさだ》宗伯《そうはく》を中心とする温知社が西洋医学と同等に認めるように運動を展開するのですが、その努力も虚しく、1895年（明治28年）には、帝国議会決議で医師免許制度の一本化が決まり、医師になるには西洋医学の試験に合格して医師免許を取得しなければならなくなります。すでに漢方医として

活躍していた医師にはその継続は認められたのですが、一代限りで、徐々に漢方医は減っていき、やがて消滅していきました。

しかし、西洋医学の限界を感じて、漢方薬の良さを認めていたごく一部の医師たちが、漢方も併用し始めます。大正・昭和の時代に入ってからそうした医師たちが、漢方の復興を唱え始め、和田啓十郎、湯本求真《ゆもときゅうしん》、大塚敬節、矢数道明《やかずどうめい》らによって、徐々に確立していきました。彼らは、西洋医学を学んだうえで、その限界にも気づき、漢方によって解決しうることを見出したのです。それによって、西洋医学と漢方医学を両方使えるわが国の医療体系が徐々に形成されてきました。

一方で、漢方薬も従来の煎じ薬だけでなく、エキス製剤を作る技術の研究がなされ、１９６７年には４処方の漢方エキス製剤が健康保険の適用になり、１９７６年には42処方に増え、医療現場で広く漢方がとり入れられるようになります。このエキス製剤の誕生と、健康保険への収載によって、一気に漢方が市民権を得ました。現在使用できる医療用漢方製剤は１４８処方あり、９割以上の医師が漢方を日常的に処方しています。西洋医学だけでなく、ほかの医術もとり入れて治療することを統合医療と呼びますが、日本は世界でも最先端の統合医療を実践している国になります。

5 漢方の診療方法

体質や病態を示す「証」という考え方
証に合わせて使用する漢方薬などが決まる

このように現在の日本では、漢方と西洋医学がそれぞれを補い合い、融合した形で存在しています。では、漢方と西洋医学はどのように異なるのでしょうか。

西洋医学の源流は古代ギリシャ医学であり、「医学の父」と呼ばれるヒポクラテスにルーツをたどるわけですが、ヒポクラテスの医療は今の漢方医療に近い形です。目の前の患者の症状を診て、それに合わせた治療をする、という非常にシンプルなものです。ヒポクラテスには数々の功績がありますが、中でも特筆すべきは、医術から迷信・呪術といった宗教概念を排し、臨床・観察・経験を重視する近代医学の基礎を確立したことです。

その点においては、中国にも同じような功績のある人物がいます。扁鵲《へんじゃく》という医師が「六不治《ろくふち》」というのを残しています。六不治というのは医師がどんなに努力しても患者側の要因で治すことができない場合です。この六不治の六番目に「呪術を信じて医師を信じない者」というのが挙げられています。

ちなみにほかの不治も現在に通じるものがあるので、ここに挙げておきます。一、傲慢で、医師の言うことに従わない者、二、お金をけちって健康を軽んじる者、三、衣食住を適切にしない者、四、陰陽が五臓に滞り、気が安定しない者、五、からだが衰弱し切って薬を服用できない者、とあります。四は解釈が難しいですが、後は現在も当てはまるようなことばかりです。

検査が進歩する過程で病気が細分化

医学の源流をたどると東西医学には共通点が多く、中世までは大きな差異はありませんでした。ではどこで今のような違いが出てきたのでしょうか？　科学を発展させた大きなものの一つは分類です。

カール・フォン・リンネ（１７０７～１７７８年）は植物を形態学的に詳細に観察して、綱・目・属・種に分けて、体系的に分類し、「分類学の父」と呼ばれています。病気もどんどん分類され、細分化されていきました。世界保健機関（ＷＨＯ）の疾病分類では１万７０００もの病名が掲載されています。その診断のために西洋医学では、血液検査や画像検査などを駆使するようになりました。逆に言うと、検査が進歩する過程で、病気がどんどん細分化されてきたとも言えます。今では遺伝子レベルで診断がなされるようになり、遺伝子の異常も入れると病気の種類は無数になるでしょう。

一方、患者さんがつらいと訴えても、検査で異常がない場合は、診断がつかないこともあります。例えば不安感や疲れやすいなどの自覚症状があっても検査で異常がなければ病名がつかず、医師としては治療の手段がありません。

漢方では医師の五感に頼る医療がいまだにおこなわれています。患者の訴えや生活習慣、医師による「見る」「嗅ぐ」「聞く」「触れる」といった診察を重視します。たとえ検査で異常がなくても不調があれば、治療の対象になります。このため、「疲れやすい」「不安感にさいなまれる」といった西洋医学では病気とはいえないような症状も治療の対象となります。病名をつけるというよりも正常に作動しない生体機能を見つけてそれを治すイメージです。

インフルエンザを例にとると、西洋医学ではインフルエンザウイルスの存在をもってインフルエンザという診断をし、インフルエンザウイルスをやっつける治療薬を投与します。一方、漢方では、もともと生体に備わっているインフルエンザウイルスをやっつける機能を高めることで、治癒に導く、というやり方です。

漢方における治療方法の決め方

漢方の診療を受けてみると、診察方法や治療方針の決め方は西洋医学とはかなり異なることがわかります。漢方では、体質や病態を示す「証《しょう》」という考え方があります。

西洋医学では検査などによって病名を診断することがまず第一です。治療は診断に基づいておこなわれます。

一方、漢方では証を判断したら、それに基づいて診察に来た日から治療が始まります。「証」は、病名と異なり、その人のその時点における心身の状態を分類するものです。ですから同じ病名でも個人個人「証」は異なりますので、治療法も変わります。これを「同病異治《どうびょういち》」といいます。逆に病名が異なっていても、同じ証であれば同じ薬が出ることがあります。これを「異病同治《いびょうどうち》」といいます。

例えば高血圧の患者さんが二人いるとします。一人は太っていて赤ら顔で体力が十分であるので黄連解毒湯《おうれんげどくとう》が処方されます。もう一人は加齢でやせて体力がないため釣藤散《ちょうとうさん》が処方されます。これが同病異治です。一方、抑肝散《よくかんさん》は、うつでも不眠でも使われます。これが異病同治です。

主な証について少し解説します。

陰・陽

漢方の根底にある理論の一つに、「陰陽」があります。自然界のあらゆるものは「陰」と「陽」の2つに分けられるとし、どちらか一方だけでは成立せず、切り離すことができないという考え方で、例えば昼は陽で夜は陰、男性は陽で女性は陰に分けられます。陰陽は人間のからだにも当てはまり、からだの構造や働きなども陰陽で説明でき、陰陽のバランスが崩れたときに不調が生じると考えます。このため、陰に偏っているときには、陽のものを与えてバランスをとるという考え方になります。

証では、体質やからだの状態が陰陽のどちらに傾いているのかを診ていきます。具体的には「虚《きょ》・実《じつ》」「寒《かん》・熱《ねつ》」があります。

虚・実

証を決めるうえで最も重要なのが「虚・実」です。気力が充実して力がみなぎっている状態が「実」、気力が衰えて力が抜けている状態が「虚」です。

2つの意味合いがあり、一つは病気がない平常時の基礎体力を示すもので、基礎体力があるのが「実証」、ないのが「虚証」となります。もう一つは病気になったときにそれを跳ね返す力の強弱を示すものさしで、力が強ければ実証、弱ければ虚証となります。このため、実証のほうが病気は早く治りやすく、虚証は病気が長引きやすくなります。

新型コロナの治療をしていたとき、実証の人は、高熱が出てサイトカインストームが起きやすいので、要注意でしたが、短期間ですっきり治りました。それに対し、虚証の人は高熱が出ずに症状が長引き、新型コロナ後遺症にもなりやすい、という違いがあります。

この2つの意味合いは一致することが多いですが、病気になったときの病気の勢いによっても左右されるので、一致しない場合もあります。

体質で判断する虚実は、次のページの表のように分類されます。

寒・熱

「寒・熱」もからだの状態を把握するために、必ず確認する要素です。体温にかかわらず、本人の自覚症状によって判断します。寒熱の場合も、病気になったときの状態と平常時の体質という2つの意味合いがあります。

熱証

〈病気になったとき〉熱感を訴え、顔色が赤みを帯びている、あるいは発汗傾向

実証・虚証の特徴

実証	虚・実の証	虚証
筋肉質	体型	やせ・水太り
活発	活動性	消極的
良好	栄養状態	不良
大食	消化吸収	少食
速い	食べる速さ	遅い
発育良好	筋肉	発育不良
季節に順応	体温調節	夏バテ・冬は疲れる
力強い	声	弱々しい

がある
〈平常時〉代謝がよく、活動的でよく汗をかく

寒証
〈病気になったとき〉寒気を訴え、青白い顔でガタガタふるえている
〈平常時〉代謝が悪く、寒がりであまり汗をかかない

治療としては熱証の人は冷ます、寒証の人は温める方法が基本となります。

ただし、寒熱が入り混じった「寒熱錯雑《かんねつさくざつ》」、からだが冷えて手足は冷たいのにほてりを訴える「真寒仮熱《しんかんかねつ》」というように単純に熱証、寒証で分けられないケースもあります。

気《き》・血《けつ》・水《すい》

心身を機能させるために欠かせない要素として、「気」「血」「水」があります。漢方では、人間のからだは気・血・水すべてが体内を循環することで正常に働くと考えます。一方、気・血・水いずれかの流れが滞ったり、バランスが偏ったりすると、さまざまな不調が出現するとされています。

気・血・水の異常は、いずれか一つではなく、複数にまたがることがよくあります。メンタルの不調と関連が深いのは「気」ですが、だからといって気の異常だけでは説明がつかず、血や水にも着目する必要があるのです。

【気とは？】

生命に生きる力を与えるエネルギーのようなもの。「やる気」「気を落とす」「気の抜けた状態」などで使われる「気」と同じで、メンタルにも大きく関わります。

【気の異常】

気虚

気が不足した状態。症状としては、元気が出ない、気力がない、からだがだるい、疲れやすい、食欲・意欲がない、日中の眠気などがあります。現代人は不規則な生活、夜更かし、寝不足で気虚に陥る傾向があります。

気うつ（気滞）

気が停滞している状態。症状としては、頭重感、のどが詰まる、胸が苦しい、不眠、四肢倦怠感などがあります。のどが詰まった感じの症状がある人は、まじめな人が多く、プレッシャーがかかる場面で症状が起こりやすい傾向があります。

気逆

滞った気が上に突き上がった状態。急に顔や頭がのぼせる、動悸がするといった症状があります。42ページで紹介した奔豚気病、今でいうパニック障害は気逆に相当します。

【血とは？】

今でいう血液とほぼ同じ。気とともに全身を巡り、からだの各組織に栄養を与えます。

【血の異常】

●血虚《けっきょ》

血の栄養を運ぶ機能が損なわれた状態。症状は、爪がもろい、皮膚がかさつく、皮膚がくすんだ色をしているなど。血は全身を巡っているため、血虚はからだの表面の症状で判定しやすいのです。

● 瘀血《おけつ》

血の巡りが悪くなった状態。月経異常、目の下のクマなど皮膚の色素沈着、口が渇くなどの症状があります。

【水とは？】

血液以外の体液全般、例えば、リンパ液、分泌液、尿などを指します。

【水の異常】

● 水毒

水の流れが滞る、あるいは偏在している状態。水が偏在する場所が頭であれば、立ちくらみやめまい、頭重感、乗り物酔い、吐き気など、腸管であれば下痢、全身であればむくみなど、偏在する場所によって症状が異なります。また、低気圧の接近によって、頭痛、関節痛、耳鳴りなどさまざまな症状が悪化するという特徴もあります。例えば雨が降ると頭痛がするといった場合は水毒に当てはまります。

漢方特有の診察方法「四診」

虚・実や寒・熱、気・血・水など、さまざまな指標によって証を診断するための診察方法が「四診《ししん》」です。漢方特有の診察方法で「望診」「聞診」「問診」「切診」の４つの方法があります。

望診

見て診察する視診のことで、顔色や体格、皮膚、目、舌などのほか、しぐさ一つ一つまでを丹念に観察します。その中でも舌を見る「舌診」は特徴的で、舌の形や色、大きさ、苔の生え具合などを確認します。例えば舌の縁に歯形がついている「歯痕」は水毒のサインになります。また、舌の裏側にある「舌小帯」というひだの両側にある静脈が太くなっていると、瘀血の指標となります。

聞診

聴覚や嗅覚を使って、声のトーンや声色、大きさ、咳の様子、呼吸の仕方、においを診る診察方法です。

問診

血圧や血液・尿検査、CT・MRIなどの画像検査が重視される西洋医学と違って、漢方では主観を重視します。このため、問診は証を決定するうえで重要な決め手となるのです。74ページのような問診票に記入してもらうほか、病歴などを詳しく聞いていきます。問診の内容は西洋医学と大きく変わりませんが、便通の回数や便の状態、車酔いの有無、好んで食べるものなどについて詳しく聞くのは漢方特有といえます。

切診

西洋医学でいう触診のことで、からだに触れて診察します。代表的なのがおなかに触れる「腹診」と手首の脈に触れる「脈診」です。

【腹診】

日本独自に発展した診察方法で、おなかの筋肉や皮膚の緊張状態などを確認します。例えば肋骨の下のあたりが張っている状態を「胸脇苦満《きょうきょうくまん》」といい、ストレスがかかっていることを表しています。「腹部動悸」といっておへその下あたりがドクドクと脈打っている場合は、自律神経のバランスが乱れて交感神経が興奮状態、つまり過緊張になっているサインになります。

【脈診】

手首の脈に触れて、脈の速さや勢い、性状などを確認します。脈はそのときどきの

大塚医院で使用している問診票の一部を抜粋

当てはまるものを○、特にひどいものを◎で囲んでください。

〈食欲〉	よい　ふつう　ない
〈睡眠〉	よい　眠れない
〈小便〉	1日に(　　)回位　夜間に(　　)回位 1回量が　多　普　少
〈大便〉	(　　)日に(　　)回位　硬い　ふつう　軟らかい 下痢　出にくい　痔がある 下剤を服用しているならその名称 (　　　　　　　　　　)
〈生理〉	順　不順　生理痛がある　帯下がある 閉経(　　)才
くしゃみ　鼻汁　鼻づまり　のどが痛む　咳　痰　喘鳴 息切れ　動悸　胸痛 口が苦い　生唾が出る　ゲップ　胸やけ　みぞおちがつかえる 嘔気　嘔吐　腹痛 腹が張る　腹鳴　ガスが多い 頭痛　頭重　めまい　立ちくらみ　耳鳴　のぼせる イライラする　視力低下　目が疲れる 首の後ろがこる　背中がこる　肩がこる　腰痛　手足が痛む しびれる　ふるえる　冷える　ほてる　むくむ 疲れやすい　口渇　多汗　寝汗をかく　顔がむくむ	

体調を表しているので、その変化に着目します。

漢方薬は何からできている？

漢方の治療で中心となるのが、漢方薬です。漢方薬は、薬効のある植物や鉱物、貝殻などの生薬を複数組み合わせてできています。生薬を組み合わせることで、お互いの作用を高め合い、副作用を弱めるほか、組み合わせ次第で薬の種類が多様にあることで、個人個人の細かい症状に合わせた治療が可能になります。

西洋薬が、生薬から成分を抽出して単一成分にしていったのとは真逆で、漢方では今でも新しい組み合わせを模索しています。

漢方薬には、生薬を煮出す「煎じ薬」と生薬から抽出されたエキスを顆粒や粉末状に加工した「エキス製剤」があります。煎じ薬の場合は、体質や病態に合わせて生薬の組み合わせや配分を変えることができます。エキス製剤はこうした調整はできませんが、煎じ方による濃度や成分のばらつきが出ることなく、煎じる手間がないので手軽に服用することができるというメリットがあります。一方で、細かい加減ができず、特に、入ってしまっている一部の生薬を取り除くことはできません。

例えば胃がん手術後の人で、生姜が胃腸にさわる人がいます。煎じ薬であれば四君子湯去生姜《しくんしとうきょしょうきょう》などができるのですが、エキス製剤に入っている生姜は取り除くことができません。

ちなみに、現在医療用エキス製剤として使われている148種類の漢方薬の一番古いものは紀元前3世紀初頭に書かれた『傷寒論』を原典としています。一番新しいのは1952年に大塚敬節が調合した七物降下湯《しちもつこうかとう》です。実に1700年以上も違う時代に作られた漢方薬で治療しているのです。古い時代の漢方薬も再現できるのは、生薬の組み合わせと配合比が克明に記載されているお陰です。

漢方薬は「自然のものなのでからだにやさしい」という印象を持つ人が多いかも

しれません。確かに西洋薬に比べれば副作用は少ないですが、そばでアレルギーを起こす人もいるくらいですから、天然物由来の漢方薬にも副作用はあります。例えば、「麻黄《まおう》」には、頻脈や動悸、不眠、興奮作用などの副作用があるため、過剰な摂取は注意が必要です。麻黄からは喘息《ぜんそく》の薬であるエフェドリンが抽出されています。成分になるとさらに副作用が出やすくなるので注意が必要です。漢方薬の多くは一つの生薬の作用が過剰にならないように、作用を抑える生薬が組み合わされているのも特徴です。

ドラッグストアなどでは、市販のエキス製剤が売られています。市販のエキス製剤は医療用のエキス製剤よりも成分の含有量を抑え、副作用を出にくくしています。

漢方の治療は漢方薬だけではない

漢方の治療には漢方薬だけではなく、養生法や鍼灸なども含まれます。特に重視されているのが養生法で、運動や休養、食事などの養生法を実践することで、漢方薬を使用せずに症状が改善したり、たとえ漢方薬を中止したとしても症状が再び表れるのを避け、健康な状態を維持したりすることができます。

診療の現場では、養生法ができていないと、漢方薬が効かないということは、よく経験します。すべて医師任せの治療ではうまくいかず、自分でできる養生法を積極的に実践することが大切なのです。詳しい養生法については第4章で紹介していきます。

6 メンタルでも未病　こんな人こそ漢方

「未病」は病気と健康の境目にあるような状態
漢方では病名がつかなくても治療の対象に

漢方では、体質や病態を示す「証」に応じて治療方法を決めていきます。西洋医学的に病名がつかなくても、証は診断することができます。気分が落ち込みやすい、イライラする、モヤモヤする、やる気が出ない、不安感が強い、仕事に集中できない……、メンタルの不調には、西洋医学的に病名がつかない症状が数多くあります。漢方ではこうした病気と健康の境目にあるような状態を「未病」といいます。未病は、漢方の古典であり、２０００年以上も前に書かれた医学書である『黄帝内経《こうていだいけい》』に出てくる言葉です。病気に移行する前にその芽を摘み、病気を未然に防ぐことを重視しています。なんとなくでも不調を自覚している時点で、漢方では治療の対象となるのです。

精神疾患の代表であるうつ病は、西洋医学的な診断基準があり、それに当てはまれば、抗うつ薬での治療が基本となります。しかし、うつ病の人、うつ病ではない人というように、明確に2つのグループに分けられるわけではありません。うつっぽい人、自分がうつだと思い込んでいる人など、その中間にいるような人たちがたくさんいるのです。そしてそういう人たちにこそ、漢方が効果的なのです。

「プチうつ」という一時的な症状も

最近では「プチうつ」という言葉も耳にします。うつ病と異なり、一定の時間帯にのみうつ症状が表れるのが特徴といわれています。うつ病はうつ症状が2週間以上続いていることから診断されますが、そこまではっきりした状態でなくても、断続的であったり一時的であったり、うつ症状に波があるような人も多いのではないでしょうか。そう考えると、本当の病気になる手前の段階には、より多くの人が「未病」状態で存在することになります。漢方では、精神疾患になってしまう前のメンタル不調、うつ症状が出ている状況を得意としているのです。

さらに治療のスタートは早ければ早いほど、治りやすいのです。私の診療所は、子どもの患者さんも多いのですが、漢方薬がとてもよく効きます。というのも、親御さんはメンタルの不調がある子どもに対して、抗うつ薬などを服用させることに抵抗がある傾向があります。最初から漢方薬を希望して当院を受診されるので、早めに治療ができ、漢方薬も効果を発揮しやすいのです。一方、大人の場合は、抗うつ薬を飲めばなんとかなると考えているのか、限界までがまんしてしまう傾向があります。そしてうつ病を発症し、抗うつ薬を服用したけれど、副作用で継続できないなど、こじらせてしまうことがあるのです。

日本のような保険制度がない米国は医療費が高額になるため、健康意識が高く、まさに未病の段階でケアするという考えが広まっています。一方、日本は病気になっても病院に行けばいいと医師任せにしがちです。本来は、自分のからだは自分で守るべきなのです。

健康維持にも漢方薬

未病には、現在のところ不調はないが、将来に備えて準備をするという意味合いもあります。例えば不調を自覚していなくても、舌診で舌に歯形がついていれば、「水毒」のサインです。この場合、水の巡りをよくすることで水毒の人に起こりがちな頭痛などを未然に防ぐことができます。

病気をきっかけに漢方薬を飲むようになって、その病気が治った後も健康維持、健康増進を目的に漢方薬を飲み続けている人は、少なくありません。30年以上飲み続けている人は珍しくありませんし、私の患者さんでは60年以上飲んでいた方もいます。

前述の『黄帝内経』に「上工《じょうこう》は未病を治し、已病《いびょう》を治さず（腕のいい医者は未病を治して、すでに病気になったものは治さない）」という言葉があるように、症状や病気となって表面化していない「未病」を見つけて治す医師こそ、名医としているのです。

では、自分が未病の段階にあるかどうかをどう知ればよいのでしょうか？　私の診療所では「漢方未病ドック」を実施しています。これは未病の段階で、養生法や漢方薬で予防し、実際に病気になるのを防ごうという試みです。具体的にはさまざまな病気に関わる糖化ストレスや酸化ストレスなどを測定し、自分の健康度をチェックするものです。健康に自信があっても、病気は深く静かに潜行していることがありますので、機会があれば受けてみてください。

第3章

ストレスの原因を見つけて治す

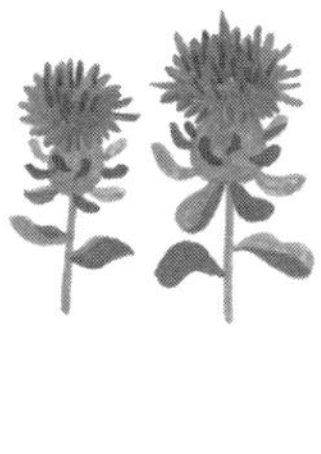

7 心身一如　なぜ漢方で治るのか？

こころとからだの関係は相互に影響
最終的に目指すのは心身ともに改善すること

漢方の基本的な考え方の一つに、「心身一如《しんしんいちにょ》」という言葉があります。こころとからだは一体であるという意味で、由来ははっきりしていませんが、一つは平安時代末期から鎌倉時代初期の禅僧である栄西の言葉とされていて、『興禅護国論』（１１９８年。原本は現存していないが１７７８年の校訂本が一般に流布）に、「心身一如動静間《どうじょうへだて》なく」とあります。

もう一つは鎌倉時代初期の禅僧、道元禅師の『正法眼蔵』（１２３１年）に、「仏法にはもとより身心一如にして、性相不二《しょうそうふに》と談ずる」「身心一如の旨は仏法のつねの談ずるところなり」とあります。仏教では「身心一如」と「身」が先ですが、漢方では「心身一如」と「心」を先に書きます。

よく、西洋ではこころとからだは二元論で語られることが多いですが、これはデカルトの『省察』（１６４１年）に基づいています。それに対し、東洋ではこころとからだは一つとする考え方を踏襲してきました。西洋医学でも精神科は独立した科ですが、最近では心療内科など、こころとからだをつなげて考える診療科も出てきています。漢方ではこころもからだもすべて診る、という立場で、江戸時代の診療録が残っています。

心身一如を見抜いて治療

漢方では、心身一如をもとに、こころの不調がからだの病気を引き起こすこともあれば、からだの不調がこころの病気を引き起こすこともあると考えます。

こころの不調が引き起こすからだの病気といえば、心身症やパニック障害などがあります。からだの不調が引き起こすこころの病気には、過敏性腸症候群（ＩＢＳ）からの不安神経症、不整脈からの不安などがあります。

また、こころとからだの関係は一方通行ではなく、相互に影響し合って、負のスパイラルを起こすこともあります。例えばパニック障害はストレスなどこころが原因となって、パニック発作という身体症状が出ますが、一度発作を経験すると再び発作が起こるのではないかという恐怖感が芽生え、その恐怖が発作を引き起こすという負のスパイラルに陥っていきます。

心身一如を見抜かずに、こころとからだ、どちらか一方の表面的な症状だけを診て治療をしても、うまくいきません。どちらにアプローチして治療を進めるかは臨機応変に対応しますが、最終的に目指すのは心身ともに改善することです。だからこそ漢方は、根本的な治療が可能といえるのです。次のページからは心身一如をもとにした、具体的な治療例を紹介していきます。

心身一如の治療例

●こころの不調から、からだの症状に
【症例①　55歳・女性・出版社勤務】
締め切りに追われる生活で適応障害に

出版社で編集の仕事に携わるAさんは、９年前、不安感や頭痛で悩むようになり、心療内科のクリニックで適応障害と診断され、抗うつ薬を処方されました。薬の効果はありましたが、長期間抗うつ薬を飲み続けることに不安を感じ、約２年前に自己判断で薬をやめてしまいます。突然長年飲んでいた抗うつ薬をやめたために離脱症状が起こり、今度は不眠に悩まされるようになります。指先やひざのしびれ、腕の痛みといった症状もあり、体重は42kgから36kgにまで減少。そこで、再びクリニックを受診し、抗うつ薬や睡眠薬を処方してもらいます。また、ちょうどその頃に閉経したので、それが不調の原因とも関連するのではないかと考え、婦人科にも通院し、ホルモン治療を開始します。

仕事仲間からの紹介で当院を受診したときには、会社を休職していました。しびれや痛みが続いていて、のどが詰まったような違和感（ヒステリー球）もあるとのこと。また、朝は比較的調子がいいけれど、夕方になるとエネルギー切れになるということでした。

診察したところ腹部動悸があり、自律神経の乱れがひどい状態でした。つねに締め切りに追われる生活で、緊張状態が続いていたのかもしれません。そこで自律神経の乱れや抑うつ状態に効果的な竜骨湯《りゅうこつとう》を処方。徐々に調子がよくなり、週に１回から職場に復帰しました。一時食欲が落ちて、胃腸の機能が低下していたために、漢方薬を精神的な症状のほかに胃の不調にも効く茯苓飲合半夏厚朴湯《ぶくりょういんごうはんげこうぼくとう》に変更しました。

急激に回復したわけではありませんが薄紙をはぐように元気になっていき、体重は42kgまで戻り、筋トレなどの運動も始めました。

書籍の編集を任されるようになり、完全に職場復帰したのは当院の初診から約２年後。その後毎日出勤できているとのことです。種類や量は減りましたが、現在も抗うつ薬や睡眠薬は継続しています。そろそろやめどきかもしれません。

Aさんの診療のポイント

腹部動悸は第２章でも説明した通り、おへその下あたりがドクドクと脈打っている症状で、自律神経が乱れている人に特徴的に見られるものです。竜骨湯はうつ状態に対して、第一に選択される処方です。配合されている生薬の竜骨・牡蛎《ぼれい》は精神面を安定させるほか、不眠や動悸などに効果的です。抗うつ薬を服用すると、なかなかやめられないことがありますが、漢方薬を併用することで、少しずつ薬の種類や量を減らしていくことができました。

●からだの不調から、こころの症状に

【症例②　22歳・女性・システムエンジニア】

通勤中の突然の便意を機に電車に乗れなくなって

Bさんは新卒で就職したタイミングで実家を出て、一人暮らしを開始。システムエンジニアの仕事で残業が多く、帰宅が夜遅い時間になることもたびたびありました。寝不足が続く中、ある日の通勤途中に突然便意をもよおし、駅のトイレに駆け込みます。その後同様の発作が数回重なり、電車に乗ることが怖くなっていきます。電車に乗ると動悸がするようになり、とうとう電車に乗れなくなり、会社に行けなくなってしまいました。

心療内科を受診したところ、パニック障害と診断されます。パニック障害の薬を処方されますが完全には治らず、当院を受診されました。Bさんの場合、パニック障害ではありますが、それを引き起こした原因は、突然の便意を何回か繰り返したことです。そこで過敏性腸症候群に効く桂枝加芍薬湯《けいしかしゃくやくとう》を処方することにしました。また、明らかな腹部動悸が認められ、自律神経の乱れがあったので、竜骨、牡蛎《ぼれい》を追加して処方。２週間後に気持ちが楽になり、睡眠も深くなったとのことでそのまま服用を続けてもらいました。４週間後には腹部動悸がかなり減少し、便通も規則正しくなったとのことで処方を桂枝加芍薬湯のみに変更。６週間後からは、少しずつ電車に乗る練習をするように助言しました。10週間後には職場に復帰。今後は残業時間をコントロールするように助言して、治療終了となりました。

Bさんの診療のポイント

パニック障害に対してよく使われる漢方薬は、抑肝散と抑肝散加陳皮半夏《よくかんさんかちんぴはんげ》です。しかしBさんの場合、それを引き起こした原因は過敏性腸症候群です。このため原因のほうにアプローチして、胃腸の調子を整える芍薬などが配合された桂枝加芍薬《けいしかしゃくやく》湯《とう》を処方しました。胃腸の調子が安定したことで、「また電車でトイレに行きたくなったらどうしよう」という不安感が和らぎ、パニック障害の症状も落ち着いていきました。

●からだの不調にこころの面からアプローチ

【症例③　40歳・男性・会社員】

寝不足で便秘、酒を飲むと下痢になる過敏性腸症候群

Cさんは10年以上前から便秘と下痢を繰り返す過敏性腸症候群に悩まされ、寝不足だと便秘に、お酒を飲むと下痢になるという症状がありました。Cさんの仕事は金融系のハードな仕事で、睡眠時間は毎日5時間程度。当院を受診したときには転職を考えていました。診察をすると腹部動悸があり、証は「気うつと気逆」で気の巡りが悪くなっている状態でした。体格はがっしりしていますが、体力はありません。

そこで自律神経のバランスを整えるために、桂枝加竜骨牡蛎湯《けいしかりゅうこつぼれいとう》を処方しました。同時に交感神経の緊張をとるために、呼吸法を身につけることもアドバイスしました。

２週間後にはからだが温まって便秘がなくなったため、そのまま服用を続けてもらったところ、１日１回規則正しい排便になったとのこと。その間に転職をして、より神経を使う仕事になり、生活が乱れたので心配しましたが、メンタル面は比較的良好に保たれているとのこと。睡眠時間に関しては以前の職場よりもしっかり確保できているということでした。ただし、漢方薬がきれると再び症状が出るので、初診から約１年経っても漢方薬の服用は継続しています。

Ｃさんの診療のポイント

Ｃさんは過敏性腸症候群でしたが、その原因はハードな仕事によって疲れ切っているのに、交感神経は興奮状態になっていることでした。そこで自律神経のバランスを整え、神経の昂りなどに効果的な桂枝加竜骨牡蛎湯《けいしかりゅうこつぼれいとう》を処方。自律神経が整ったことで、おなかの調子も安定しました。実は消化機能と自律神経には深い関連があります。自律神経は交感神経（戦う神経）と副交感神経（リラックスする神経）のバランスから成りますが、胃腸を動かすのは副交感神経です。交感神経が昂ると胃腸がうまく機能しなくなり、便秘になったり下痢になったりします。過敏性腸症候群の原因となるメンタル面からアプローチして治療がうまくいった例です。

8 源流をたどる　原因を突き止めるから治せる

推理小説で犯人を突き止めていく推理力
「不調には必ず原因がある」という考えで

第1章「3 西洋医学と漢方のアプローチの違い」でも説明した通り、漢方では不調の原因を突き止めることを重視しています。それはたとえるなら、推理小説で探偵が犯人を突き止めていくようなものです。漢方治療には推理力が重要なのです。不調の原因を探るには、患者さんの話をじっくり聞く必要があり、ある程度の時間が必要です。このため、一見遠回りのように感じるかもしれませんが、原因にたどりつければ、患者さんが困っている症状を根本的に治すことができます。例えば「眠れない」など目の前の症状だけを診ると、治療方針はすぐに決まるかもしれませんが、対症療法しかできず、根治をゴールと考えると、結局は遠回りになってしまいます。根本的に治れば、漢方薬を卒業できますし、それは医者冥利に尽きるところです。

メンタルの不調を引き起こす原因は生活習慣、嫁姑問題、職場の人間関係などさまざまです。患者さんは抱えている問題を最初から話してくれないこともありますが、「今出ている症状の原因はなんだと思いますか？」というように、しつこく聞いていきます。こちらは「不調には必ず原因がある」という考えで聞いているので、しつこくなってしまいますが、次第に患者さんのほうも話したくなっていくようです。

原因を消せなくても対策次第

メンタル不調の場合、根本的な原因として人間関係や家庭の問題、職場での問題などがよくあります。こうした問題は、医学の力では解決できず、原因そのものを取り除けない状況の場合もあります。そんなときは漢方の考え方や私自身の経験をもとにアドバイスをすると、信頼関係ができてきて、症状が自然と軽快していくこともあるのです。

例えばある会社の社長をなさっている方で、仕事が忙しくなるとのどの痛みや微熱が出て、夜中も3回くらい起きてトイレに行くという患者さんがいました。漢方薬を処方しましたが、同時に抱えている仕事の量についても指摘しました。この患者さんは、すべてを一人で抱え込んでしまっているように感じられたからです。そこで「仕事は一人で抱え込まないで、どんどんほかの社員にふっていくこと」「何も考えない時間を持つこと」とアドバイスをしました。その後ストレスマネジメントがうまくできるようになり、今は絶好調だと話されていました。ストレスは誰にでもあるもので、大切なのはどのように付き合っていくのかということなのです。

次のページからは、原因を突き止めたことでうまくいった治療例を紹介していきます。

●原因は姑の来訪

【症例④　38歳・女性・会社員】

夫を在宅介護。反応性うつ病に

脳梗塞を発症し、右半身にまひが残った夫を在宅介護しているDさん。Dさん自身は会社員なので、仕事と介護の両立で大変な毎日ですが、義母が夫の看病のために毎日自宅に来てくれていました。しかしDさんは不眠や気分の落ち込み、集中力の低下といった症状に悩まされるようになります。会社にも行けなくなり、精神科を受診したところ、うつ病と診断され、抗うつ薬を処方されます。しかし副作用で吐き気が出現して継続できなかったため、漢方薬を希望して当院を受診しました。

診察したところ、腹部動悸が強かったため、桂枝加竜骨牡蛎湯《けいしかりゅうこつぼれいとう》を1日3回、さらに夜寝る前用に抑肝散《よくかんさん》を処方しました。桂枝加竜骨牡蛎湯は、心身ともに疲労しているのに神経が昂っていて眠れない、眠りが浅い、悪夢をよく見るといった場合に向いています。不眠に対する抑肝散は、エキス製剤を熱湯で溶かし、冷ましながらゆったりとした気分で飲むことをすすめました。

2週間後には以前より眠れるようになり、眠りも深くなっていきました。しかし腹部動悸は続いていたため、よく話を聞いてみると、毎日家に来る義母への気遣いがストレスになっていたことが判明します。このように発症の原因が明らかなうつ病を「反応性うつ病」といいます。

そこで義母に家に来てもらう回数を減らし、介護をホームヘルパーに依頼することを提案。4週間後には会社に行けるようになり、腹部動悸は減少。6週間後にはフルタイムで出勤し、夜もよく眠れるようになったとのこと。ただし、月経前になるとイライラや落ち込みが激しく、食欲も低下するとのことで、桂枝加竜骨牡蛎湯に月経前症候群に効果的な当帰芍薬散《とうきしゃくやくさん》を追加。10週間後には月経前のイライラが落ち着いてきて、半年ほど漢方薬を続けて終了しました。

Dさんの診療のポイント

うつ病は、明らかな誘因や理由がなくても、気分が落ち込み、空虚感や絶望感がある状態です。明らかな誘因がある反応性うつは、正確にはうつ病には当てはまらないため、抗うつ薬が効きにくいこともあるのです。最初Dさんは焦燥感が強く、自分のことを多く語る気力すらありませんでした。しかし、桂枝加竜骨牡蛎湯で少し症状が落ち着いたところで、いろいろ抱えている悩みを細かに話してくれました。義母への気兼ねがある、という原因を突き止められたからこそ、治療がうまくいったといえます。桂枝加竜骨牡蛎湯は「虚労《きょろう》」の薬です。疲れ切っているのに神経が昂っていて、眠りも浅く、夢をたくさん見る、という場合によく効きます。「夢（特に悪夢）をよく見ますか?」という質問は大変役に立ちます。眠りが浅いので、夜中にちょくちょく起きてしまい、その直前に見ていた夢を鮮明に覚えているのです。

頻繁に起こるパニック障害

【症例⑤　54歳・男性・公務員】

●サウナ通いが原因に

公務員のＥさんはコロナ禍で激務となり、睡眠時間は３時間程度に。反抗的な部下のこともストレスでした。もともと体育会系で趣味はマラソン、体力には自信がありました。

ところがある日突然、のぼせて記憶が飛ぶような症状があり、ＭＲＩ検査を受けたところ異常はなし。その後もたびたび発作を起こし、救急車を呼ぶこともありました。胸部大動脈瘤や髄膜炎を疑われ、さまざまな検査を受けましたがどこにも異常はなく、パニック障害と診断されて当院を受診しました。受診時には休職していて、体重は５kg減少、のぼせの発作のほか、吐き戻しもあるとのことでした。腹診すると「胸脇苦満《きょうきょうくまん》」があり、ストレスがかかっている状態で、交感神経の緊張状態による不整脈の一種「心室性期外収縮」がありました。

話をよく聞くとサウナや岩盤浴に頻繁に通っていて、発作を起こす直前は岩盤浴→冷水浴を10回繰り返したとのこと。急激な温度変化によって、自律神経が狂ったことがパニック障害の原因になっていることが考えられました。そこでサウナを控えるようにアドバイスし、さらにパニックを抑える目的で抑肝散加陳皮半夏《よくかんさんかちんぴはんげ》を処方、自律神経を整えるために竜骨、牡蛎、酸棗仁《さんそうにん》を加えました。発作が起きなくなり、受診してから約1カ月後にテレワークを開始し、その10日後には出勤できるようになりました。

Eさんの診療のポイント

Eさんの場合は一見、過労が原因のように見えますが、発作を起こす直前の行動など話をよく聞いてみたことで、サウナという原因にたどりつきました。サウナと冷水浴を2~3回繰り返す人はいるかもしれませんが、まさか10回繰り返す人がいるとは思いもよりませんでした。体力があるからこそ10回も繰り返せるのですね。私もサウナではなく、熱めの温泉と冷水浴を3回繰り返したところ、自律神経が乱れて不整脈が出た経験があります。1~2回は良いのでしょうが、過ぎたるは猶及ばざるが如し、ですね。Eさんの場合、漢方治療に加えて原因を突き止めたことで、治療がスムーズにいきました。本人は日頃丈夫な自分がどうしてこうなったのかと不安になり、まさに負のスパイラルに陥っていました。原因がわかると安心するものです。それと同時に治療終了後の再発も防げたので、よかったと思います。

9 子どものメンタル不調にも漢方が使える

水の停滞や偏在がある「水毒」の状態
頭痛やめまい、立ちくらみ、低血圧といった症状

不安や抑うつ、不登校、引きこもり……、こころの不調を抱える子どもが増えています。子どもたちのメンタルヘルスをテーマにしたユニセフの『世界子供白書2021』の推計では、10～19歳の7人に1人以上が精神的な病気の診断を受けているとあります。

日本では不登校の小中学生が、約30万人（文部科学省『令和4年度児童生徒の問題行動・不登校等生徒指導上の諸課題に関する調査結果』）に。過去最多となっています。

当院は児童精神科からの紹介などで、子どもの患者さんも多く来院します。特に

不登校の子、受験期の子が目立ちます。思春期の子どもの場合、メンタル不調のベースにホルモンバランスが安定していないことがあります。漢方でいうと水の停滞や偏在がある「水毒」の状態で、頭痛やめまい、立ちくらみ、低血圧、朝に弱いといった症状が出やすくなります。女子の場合は思春期になると月経前症候群など、月経がらみの不調も多くなります。

子どもは大人に比べて、自分のからだに何が起こっているのかを理解できていないことが少なくありません。なぜこんなにからだがむくむのか、なぜ頭が痛いのか、自分のからだに対する不安がこころに影響を及ぼすこともあります。症状の原因が月経周期によるものだとわかるだけで、気持ちが楽になり、不調がよくなっていくこともあります。思春期には、自分のからだに起きていることをよく理解するということがポイントになるのです。

不登校にも理由があるので、私自身は無理に学校に行く必要はないと思っていますし、そのように伝えています。それよりも何か熱中できるものを見つけられるとよいと思っています。今はフリースクールやオンライン中心のスクールなど、多様な選択肢もあり、個性を伸ばしてくれる学校も増えてきています。高校まで不登校でも大学に進学したら毎日楽しくて、元気に通学できているという患者さんもいます。私は慶應義塾大学湘南藤沢キャンパスで教員をしていたことがあるので、多くの学生とも接してきましたが、中学時代や高校時代に不登校になっても大学生活を謳歌して、社会に出て活躍している学生をたくさん知っています。

心身一如がはまる子どもの不調

ただし、小中学生のときの不登校がその後の人生に影響を及ぼしてしまうケースもあります。学校に行けないと保護者も心配ですし、何より本人にとってもつらいことです。親子関係が悪化してしまうこともあります。学校に無理に行く必要はないけれど、漢方の力で行けるようにしてあげられたら、それに越したことはありません。そんな思いで治療にあたっています。

子どもの場合は、特に心身一如の治療がうまくいきやすいと感じています。子どもはメンタルに不調があると、それがからだの症状として出る傾向がありますし、からだの状態をよくすることで無気力だったのが意欲的になり、学校に通えるようになるということもあります。学校に行けるようになるか、不登校が続いて引きこもりになるかというのは、紙一重です。それを左右するのが漢方治療といってもいいくらい、漢方の効果を感じることがあります。

【症例⑥　中１・女子】
授業中に吐いて頭痛がひどくなり、不登校に

Ｆさんは、中学校1年生の5月頃、給食後に気持ちが悪くなり、午後の体育の授

業中に吐いてしまいました。それを機に頭痛がひどくなり、学校を休みがちに。CT検査を受けましたが、異常はありませんでした。お母さんが漢方薬での治療を希望していて、当院にはその年の12月に来院されました。夜10〜12時にはベッドに入るのに、起きるのがお昼頃になってしまうために、学校に行けないということでした。

Fさんは当院を受診する前に、ほかの漢方クリニックでの治療を受けていました。頭痛があったのでおそらく「水毒」を疑われて、五苓散《ごれいさん》を処方されていました。しかし効果がなかったという話でしたので、まず月経がらみの不調を疑いましたが、Fさんの頭痛は月経周期に関係なく生じていました。

そこで首や肩の「切診」をしたところ、筋肉が緊張状態にあることがわかりました。おそらく、中学に入学して慣れない環境の中、緊張状態が続いていたのではないでしょうか。首や肩のこりからくる頭痛が考えられたので、首まわりを温めたり、体操したりすることをすすめました。そして虚弱体質を改善する当帰建中湯《とうきけんちゅうとう》を処方しました。

　すると6週間後には頭痛の頻度が週に3回程度から月に1回程度まで減り、年明けからは遅刻はするけれど、学校に行ける日が多くなりました。2年生に進級してからは3時間目から毎日通学できるようになり、2学期には週の半分くらいは朝から通えるようになりました。3年生になるとほとんど毎日、朝から登校できるようになり、部活にも参加できるようになったのです。

　実はFさんは、志望の高校に推薦で入学したいという希望がありました。志望校に提出する内申書（調査書）の出席日数を気にされていたので、主治医として「3年生からは毎日登校できていて、高校生活において登校は全く問題ないと考えます」という診断書を出しました。無事に推薦で志望校に合格して、元気に登校しています。

Fさんの診療のポイント

思春期の子どもに頭痛がある場合、まず水毒を疑います。しかし水毒に有効な五苓散が効かないということは、ほかの原因が考えられます。Fさんの場合は、首や肩のこりに原因があるということにたどりついたわけですが、特に子どもの場合、自分のからだに起こっていることがわかるだけで安心する傾向があります。頭痛が改善しないままであれば、高校進学に影響を及ぼしたかもしれないことを考えると、漢方治療がうまくいって本当によかったと思います。高校は楽しいらしく部活でも張り切っていて、こちらもエネルギーをもらっています。

【症例⑦　小6・男子】

頭痛に対して五苓散で第一志望の中学校に合格

Gさんは小学生ですが、翌年に中学受験を控えて、塾で遅くまで勉強する毎日でした。小学校4年生くらいからよく頭痛で朝起きられずに学校を休んでいました。受験勉強をするようになって、寝不足も加わり、朝起きられないことが増えてきてしまいました。受験勉強どころではない、ということで、6年生の5月に受診しました。詳しく問診すると頭痛は天気がくだり坂になるとつらくなる、小さい頃からよく車酔いする、ということでした。典型的な水毒による頭痛なので、まずは五苓散を大人の2/3量で処方しました。小児の量はおおよそ体重換算で加減します。

2週間後、処方した五苓散をおいしく飲めていると言います。頭痛に関してはそれほど変化がない、とのこと。飲めることが確認できたので、その後は4週間間隔で経過観察していきました。6週間後、頭痛がなく、元気に過ごしているということでした。頭痛はほとんどなくなり、徐々に元気になり、学校を休むこともなくなりました。勉強も捗るようになったようで、無事に第一志望の中学校に合格できました。受験生にはほとんど必ずといっていいほど処方する葛根湯《かっこんとう》も役立ったようです。葛根湯は少しでも風邪っぽかったらお湯に溶かして飲むようにします。日本の受験は中学から大学まで冬の時期におこなわれるので、風邪対策が重要になります。通常の風邪薬と違って葛根湯は眠くなることはありません。むしろシャキッとします。

Gさんの診療のポイント

典型的な水毒による頭痛です。ポイントは小さい頃から車酔いしやすい、というのと、天候の変化で頭痛が起きる、という点です。雨が降ってからより、その前のどんどん気圧が下がっているタイミングで反応します。水毒で悪化するのは頭痛だけではありません。耳鳴りやめまいを訴える人もいます。敏感な人は、東京に住んでいても、沖縄に台風が近づいただけで症状が悪化します。

女性は月経前の黄体期に出るプロゲステロンというホルモンの影響で、むくみやすくなり、水毒症状の頭痛・めまいを起こすことがあります。

水毒は体内の水分代謝が悪くなっているので、たまった余計な水を尿や汗で出す必要があります。そのためには血流改善が必要で、養生法としては、からだを温めることと、適度な運動をすること、入浴すること、などをすすめます。

水毒による頭痛・めまいなどで朝起きられなくて学校を休みがちになるうちに学校に行くのが億劫になってしまうお子さんは数多くいらっしゃいます。そんな場合には、からだの面からアプローチして、水毒を取り除いてあげることで、どんどん元気になります。

高齢者のメンタル不調

からだの不調が原因となりやすい

社会の高齢化に伴って、メンタル不調を抱える高齢者が増え、高齢者人口の10~15%程度はうつ病を発症していると言われています。定年退職、子どもの独立、死別などの喪失体験が多くなることで、精神的に落ち込みやすくなると考えられていますが、見逃せないのが身体機能の衰えからくるメンタル不調です。高齢者のうつ病はほかの年代と区別して「老年期うつ病」と呼ばれることもあり、特有の原因や症状があります。特徴の一つとして、発症のきっかけに病気の発症が多いということがわかっています。命に関わる病気とは限らず、圧迫骨折なの怪我でもきっかけになります。

そのほか高齢者に多く見られる「ヘッドドロップ」といって、首で頭部を支えられずに頭が下がってくることによるつらさなどが原因となり、うつ症状が出ることもあります。首の不調はメンタルに影響を及ぼしやすいのです。

メンタルからくる不調の場合、高齢者には香蘇散《こうそさん》をよく使用します。半夏《はんげ》厚朴湯《こうぼくとう》と作用が似ていますが、より体力がない高齢者に向いています。

一方、からだの不調が原因となっている場合は、その不調にアプローチするほうが効果的です。姿勢を保つためにインナーマッスルを鍛える、身体機能を回復させるためにリハビリをするといったことで、からだの機能が向上すると、メンタルの不調も自然と改善していくことが期待できます。高齢の方に筋肉をつけるような運動をすすめると、「今さら無理」と言われる方がいるのですが、筋肉は何歳からでも鍛えることができます。

このように高齢者の場合はメンタル不調からくるからだの不調なのか、からだの不調からくるメンタル不調なのかということをしっかり見極めることが大事なのです。実はからだの不調に原因があったということがわかるだけでも、気分が楽になるということもあります。

10 こころの不調に使う主な漢方薬

経過の中で漢方薬の変更や生薬の加減も
結果を急がず、飲み続けることで徐々に効果

漢方は病気ではなく、人を診る医療です。患者さんの体質や病態に合わせて個々に治療方法を決めていくので、同じ病気、症状でも人によって違う漢方薬で治療をおこないます。このため、西洋薬のように「このメンタル不調にはこの薬が効く」ということは、はっきり言いづらいところがあります。また、例えば「やる気が出ない」という症状があった場合、からだが疲れてやる気が出ないのか、頭が疲れてやる気が出ないのか、あるいはイヤな仕事だからやる気が出ないのか、原因を探り、それに合わせて治療方法を考えます。

経過の中で漢方薬を変更したり、生薬を加減したりすることもあります。患者さんはみなさん困っているから受診されるので、どうしても結果を急ぐところがあります。1～2カ月経っても効果を感じられないと「私には漢方は合わなかった」とおっしゃる患者さんがいるのですが、漢方は一人ひとりに合わせて処方するので、本来合わないということはないのです。結果を急ぐ気持ちはわかりますが、諦めずに飲み続けることで徐々に効果を実感でき、根本的に不調がなくなることが期待できるのです。

この節ではこころの不調があるとき、こころの不調によってからだに症状が出ているときによく使用する漢方薬を紹介していきます。

●気分が落ち込みやすい

［桂枝《けいし》加《か》竜骨《りゅうこつ》牡蛎《ぼれい》湯《とう》］

配合されている生薬：気の流れをよくする桂枝、精神を安定させる竜骨、牡蛎などメンタル不調の代表的な漢方薬です。「虚労」といって、疲れ切っていて、体力は落ちているけれど、神経は昂っているといった人のための薬です。神経が昂っているために、眠れない、眠りが浅い、悪夢を見る、あるいは夢をたくさん見るといった症状もあります。腹部動悸が強い、つまり自律神経が乱れて交感神経が過緊張の状態で、やせ型の人に向いています。

配合されている生薬が似ている竜骨湯は、うつ症状があるときに最初に選択される薬です。日頃は体力があるのに、体力以上に消耗してしまってうつ状態に陥った場合には柴胡加竜骨牡蛎湯《さいこかりゅうこつぼれいとう》を使うこともあります。

●イライラしやすい

［抑肝散《よくかんさん》・抑肝散加陳皮半夏《よくかんさんかちんぴはんげ》］

配合されている生薬：精神安定作用のある釣藤鈎《ちょうとうこう》・柴胡《さいこ》など

神経が過敏でイライラするようなときに使うのが抑肝散です。夜泣きにも使います。もともとは小児の薬で、子どもの体調不良が母親にも伝播し、母親も神経質になることが多いので、「母子同服《ぼしどうふく》」といって、親子で抑肝散を飲む、と書いてあります。お子さんでいうと、チック症などにもよく使います。また、大人のパニック障害や不眠にもよく使います。

抑肝散はイライラや神経の昂りが見られるときに処方しますが、逆に気分の落ち込みなどがある場合は、抑肝散に陳皮と半夏を加えた抑肝散加陳皮半夏を処方します。

パニック障害は「予期不安」といって、パニック発作を起こした経験によって「また発作が起きたらどうしよう」と不安になることが多く、その不安から電車や人混みを避ける、一人で出かけられなくなるなど日常生活に支障が出てきます。抑肝散は、予期不安を抑えるのにも役立ちます。特定の不安な場があれば、そこに行く前にあらかじめ抑肝散を飲んでおくなど、頓服薬としても使用できます。

不眠症には、ほかの漢方薬を昼に飲んで、抑肝散を夜寝る前に飲むこともできますし、抑肝散だけ1日2回、3回と飲むこともできます。日中眠くなることがないので、安心して飲める薬です。

●月曜日がつらい・のどが詰まる

［半夏厚朴湯《はんげこうぼくとう》］

配合されている生薬：気の流れをよくする厚朴・蘇葉、水分の巡りをよくする半《はん》夏《げ》、茯苓《ぶくりょう》など

気の流れが滞ってしまう「気うつ」に対する処方です。症状としては、のどが詰まる、のどに異物感がある、気分がふさぐ、胸が苦しい、不眠、しびれなどが出ます。のどが詰まった感じがする、というのは西洋医学では「咽喉頭異常感症」といいますが、漢方では「咽中炙臠《いんちゅうしゃれん》」といいます。のどの中に炙った熱い肉があるような感じ、という意味です。文学的な表現ですよね。実際には耳鼻科で喉頭鏡による検査をしてもらっても何も病変がないのが特徴で、精神的な原因でのどが詰まった

感じがします。

こうした症状はまじめな人にしか起きません。締め切りをきちんと守る漫画家さんなどが訴えます。逆にいい加減な人はこうした症状はあまり出ません。プレッシャーがかかると胃が痛くなる場合には茯苓《ぶくりょう》飲《いん》合《ごう》半夏《はんげ》厚朴《こうぼく》湯《とう》で、精神的に楽になると同時に胃腸の調子もよくなります。

●体力以上に強いストレスがある
「大《だい》柴《さい》胡《こ》湯《とう》・柴《さい》胡《こ》加《か》竜《りゅう》骨《こつ》牡《ぼ》蛎《れい》湯《とう》・四《し》逆《ぎゃく》散《さん》」
配合されている生薬：「胸脇苦満」を治す柴胡など

いずれも柴胡が主薬の柴胡剤です。腹診をしたときに「胸脇苦満」といって、肋骨の下あたりが張っている状態の人に使います。漢方では強いストレスがかかっているサインが胸脇苦満であると考えます。３つの処方はいずれも体力が中等度以上あるけれども、それ以上に頑張りすぎて精神的に参っている状態に使います。この中で一番体力のある人に使うのが大柴胡湯、次が柴胡加竜骨牡蛎湯、そして四逆散となります。

柴胡剤には黄芩《おうごん》が配合されていて、肝機能障害や間質性肺炎を起こす可能性もあるのですが、四逆散は黄芩が配合されていない柴胡剤なので、使いやすく、私自身はメンタルの不調によく使用します。四逆散と半夏厚朴湯を組み合わせて使うこともあります。

●更年期障害に伴う不安・不眠に

［加味逍遙散《かみしょうようさん》］

配合されている生薬：気の巡りをよくする薄荷《はっか》、血流を改善する当帰《とうき》・牡丹皮《ぼたんぴ》など

更年期に不安感に駆り立てられたり、不眠に陥ったりすることがあります。そんなときよく処方するのが加味逍遙散です。当帰芍薬散、桂枝茯苓丸《けいしぶくりょうがん》とともに婦人科三大処方などと呼ばれますが、瘀血を改善するとともに、気の巡りをよくして、不安、不眠などの気うつ症状を改善します。特徴的な生薬が薄荷です。アロマセラピーではないですが、煎じ薬を作っているときに、スーッとした匂いがして、その匂いだけで気持ちが安らぐ、という人もいます。

女性のさまざまな症状に使える便利な薬ですが、男性にも使えます。

●虚弱体質で血色が悪い

［加味帰脾湯《かみきひとう》］

配合されている生薬：物忘れを改善する遠志《おんじ》、竜眼肉《りゅうがんにく》、血流を改善する当帰など

体力があまりなく、顔色が悪く貧血気味で、精神不安や動悸を自覚する人に使います。

胃腸は虚弱で、不眠などの精神神経症状を訴えます。四君子湯《しくんしとう》という胃腸の働きをよくする漢方薬がベースになっています。それに血虚を改善する竜眼肉が入り、精神に作用する遠志が配合されているので、幅広く使いやすい薬です。

●おなかが弱い

［桂枝加芍薬湯《けいしかしゃくやくとう》］

配合されている生薬：腹痛や下痢を治す芍薬など

配合されている芍薬がおなかの緊張をゆるめて、胃腸の調子を整えます。過敏性腸症候群があるときに最初に選択される薬です。ストレスからおなかを壊しやすいタイプの人にも向いています。おなかがさらに弱く、体力がない人は小建中湯《しょうけんちゅうとう》、おなかの冷えが強く、冷えるとおなかがゴロゴロして調子が悪くなるという人は大建《だいけん》中湯《ちゅうとう》が向いています。

●疲れやすい・朝起きづらい

［補中益気湯《ほちゅうえっきとう》］
配合されている生薬：気・血・水を巡らせる黄耆《おうぎ》、気を補う人参《にんじん》、白朮《びゃくじゅつ》、甘草《かんぞう》など

気が不足している「気虚」に対して、気を増す代表的な漢方薬です。メンタル不調に直接的に効くわけではありませんが、からだが弱っているときにはメンタル面でも不調を感じやすくなります。基礎体力をつけてからだを丈夫にすることで、メンタルも強くすることを目指す場合に使います。

子どものメンタル不調や不登校で使う処方

●頭痛・めまい
［五苓散《ごれいさん》］
配合されている生薬：余分な水を排出する沢瀉《たくしゃ》など

水の流れが滞ったり、偏在したりしている「水毒」を治す代表的な薬です。思春期のホルモンバランスの乱れによって、頭痛や倦怠感、めまいなどがあるときに効果的です。不登校の子どもの3〜4割に見られると言われる「起立性調節障害」は、朝の体調不良が特徴的な症状で、ホルモン分泌の変化による自律神経の乱れが原因だと考えられています。五苓散は、起立性調節障害のある子どもにも効果的です。水毒に加えて、腹部動悸がある場合は苓桂朮甘湯《りょうけいじゅつかんとう》を使用することもあります。症状が〝突然〟起こるというのがポイントで、例えば朝礼中に突然ふらついて倒れるといった場合に、使われる薬です。

●月経周期に伴って不調になる

［当帰芍薬散《とうきしゃくやくさん》］

配合されている生薬：血を補う当帰、余分な水を排出する茯苓《ぶくりょう》、白朮《びゃくじゅつ》、沢瀉《たくしゃ》など

女子の場合は不調の原因に月経が関連していることが少なくありません。この場

合は当帰芍薬散が向いています。血《けつ》を運ぶ栄養が不足した状態の「血虚」に効く薬で、女性の〝名薬〟と言われています。また、五苓散の生薬が配合されているので、めまい・頭痛などにもよく効きます。特に月経前の頭痛やめまい、むくみといった症状があれば当帰芍薬散の出番です。

●すぐにおなかを壊す

［小建中湯《しょうけんちゅうとう》］

配合されている生薬：腹痛や下痢を治す茯苓、芍薬など

すぐにおなかが痛くなってしまい、学校に行けないというタイプの子に効果的な薬です。虚弱体質の子どもによく使われる処方で、このようなタイプのお子さんに使います。大建中湯とともに、膠飴《こうい》（麦芽糖）という生薬が配合されているのが特徴です。腸内細菌を活性化し、活力を増します。膠飴が入ることで、味が甘くなるので、赤ちゃんでも好んで飲んでくれます。虚弱体質のお子さんが元気になってい

くのは、腸内細菌に働くからではないかと思っています。

第4章

こころを「養生」する

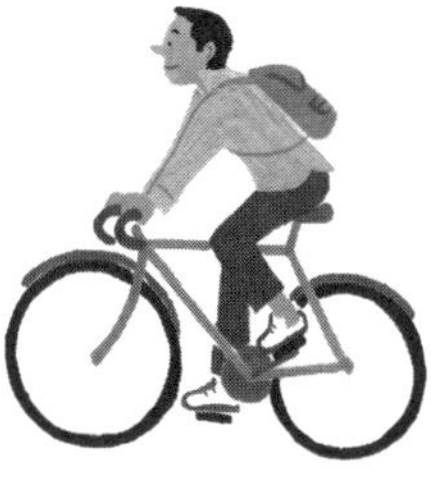

11　未病を改善する10の行動指針

日々の生活習慣によって病気の芽を摘む
自分が自分の名医になり、医師はそのお手伝い

漢方では、病気になる前に対策をとり、病気を未然に防ぐ、そして健康を維持するという考え方が重視されています。つまり、未病を治すということです。未病を治すための対策は、病院を受診することだけではありません。養生法、つまり日々の生活習慣によって病気の芽を摘むことが何より大切なのです。どんなに名医と言われる漢方医でも、本人が養生法を実践しなくては、未病や不調を根本的に治すことはできません。

漢方クリニックで治療を受ける患者さんも、症状が改善してきたら、漢方医の指

導のもと生活改善に取り組んでもらうことになります。最初は漢方薬の処方などによる治療のウエイトが大きくても、よくなってくれば徐々にそのウエイトを小さくし、患者さん自身が体調をコントロールできるようになってもらいます。

私は「自分が自分の名医になりましょう」と伝えています。これまで多くの患者さんを診てきた中で、最終的に改善するかどうかは、本人次第であることを実感しているからです。改善するスピードやレベルも、本人次第で大きく違います。患者さんは自分で自分を治し、医師はあくまでそのお手伝いをするといったところでしょうか。

未来の自分のこころやからだを守る

こころの不調であれば、ストレスマネジメントの方法を身につけてもらえれば、今後も不調になる前に対策をとることができますし、多少の不調を感じても自分自身でコントロールできるようになります。養生法を身につけておくことは、未来の自分のこころやからだを守ることにつながるのです。

第3章では、漢方の基本的な考え方の一つとして、「心身一如」という言葉を紹介しました。こころとからだは一体であるため、どちらか一方の症状だけを診て治療をしてもうまくいきません。それは養生法も同じで、からだの不調であっても、こころの不調であっても基本的には変わりません。

ここではまず、未病を改善するための基本となる10の行動指針を紹介します。これらを実践することで、心身の状態が最適な状態になり、現在抱えているなんとなくの不調が改善するだけでなく、将来の病気まで防ぐことができるのです。

未病を改善する10の行動指針

1 からだの声を聞こう
2 質のよい睡眠をとろう
3 食べるにこだわろう
4 からだを動かそう
5 入浴しよう
6 呼吸を意識しよう
7 姿勢を整えよう
8 ナナメの関係を作ろう
9 上手に休もう
10 プレコを実践しよう

1. からだの声を聞こう

漢方では、初診に時間をかけ、問診をはじめとした四診によって患者さんをていねいに診ていきます。つまり、患者さんのからだの中で何が起こっているのかを客観的に分析していく作業をしているのです。

自分のからだの中で何が起こっているのかを日頃から気にかけていると、最近疲れやすい、イライラしやすい、眠りが浅いなど、ちょっとした不調に気づきやすくなります。この段階で生活を見直せば、病気に進行するのを防ぐことができます。

病院で定期健診を受けるということも、からだの声を聞くために役立ちます。からだの状態を知るためのサインとなる体重や食欲、睡眠、月経、排便などであれば、自分で日々チェックできます。最近は心拍数や睡眠レベルを測定できるスマートウォッチや血糖値を測定する機器などもあるので、そうしたツールを活用するのも一つの方法です。私自身もこうしたツールを活用して、日々自分のからだの声を聞くようにしています。

仕事を継続するためにも健康が資本

ところが、多くの人たちは目先の仕事に追われて、自分の健康を犠牲にしているように思います。仕事を継続するためにも健康が資本なのですが、それを犠牲にしがちです。もっと自分自身で、こころとからだの健康状態に関心を寄せてほしいと思います。このことは、新型コロナ流行時に痛感しました。

日頃自分の体調を万全にするように努力している人は、ウイルスが体内に入ってきたときの、ちょっとした異常にも敏感に気が付きます。一方、日頃から半健康状態で毎日を過ごしている人たちは、ウイルスが体内に入っても、いつもより少しだるいくらいだと放置してしまいます。その間にウイルスがどんどん体内で増殖してしまいます。

漢方治療を開始するのは早期であればあるほどよく、ウイルスが増殖し切ってから治療を開始すると長引くので、如何に早期に異常に気が付くかが大切でした。そのためには、日頃から自分のからだの声を聞く習慣を身につけておくことが肝要です。

2．質のよい睡眠をとろう

睡眠は、心身のダメージを修復する役割があり、規則正しい生活を送るためにも重要です。しかし２０２１年のＯＥＣＤ（経済協力開発機構）の調査によると、日本人の平均睡眠時間は７時間22分で各国平均の８時間28分より１時間以上短く、33カ国の中で最も短いという結果になりました。

もちろん睡眠時間は長いほどいいというわけではなく、適切な睡眠時間には個人差があります。私が20年以上前から診ている患者さんの中に毎日３時間しか眠らないという〝ショートスリーパー〟の方がいて、あまりにも睡眠時間が短いので心配していましたが、今も元気に活躍されています。また、年齢によっても必要な睡眠時間は変わってきます。若いときほどの活動量がなくなれば、必要な睡眠時間も必然的に減ります。若い頃の睡眠時間にこだわるのではなく、今の睡眠で日中十分に活動できているかどうかで判断することが大事です。

「8時間は眠らないといけない」と思い込んでいるような方もいますが、睡眠時間が短くても翌日活動できて日常生活に支障が出ていなければ、問題はないのです。

大事なのは〝睡眠の質〟です。質のよい睡眠とは、深い睡眠である「ノンレム睡眠」と浅い睡眠である「レム睡眠」をそれぞれ十分にとれていて、さらにノンレム睡眠中は深い眠りにまで達していることです。

質のよい睡眠の習慣は朝から

ノンレム睡眠中は脳の休息タイムで、体内では細胞分裂や傷ついた細胞の修復などが盛んにおこなわれています。一方、レム睡眠中は筋肉が弛緩して、からだは完全に休息している状態ですが、脳内では記憶・情報の整理がおこなわれています。

一晩の睡眠中、ノンレム睡眠とレム睡眠のセットを何度か繰り返して、朝の目覚めを迎えます。レム睡眠から次のレム睡眠までが1時間半くらい。4サイクルだと6時間、5サイクルだと7時間半になります。私は自分の睡眠の状態を知るために、〝睡眠アプリ〟を利用していますが、だいたい5サイクル目のレム睡眠のときに目覚めています。

実は質のよい睡眠をとるための習慣は朝から始まっているのです。われわれのからだには体内時計が組み込まれていて、ホルモンなどの日内変動を司っています。1日体内時計をコントロールする時計遺伝子は脳内と腸管などの臓器にあります。毎朝体内時計は24時間ですが、体内時計は24時間よりも長いことが知られていて、毎朝体内時計をリセットする必要があります。脳の体内時計をリセットするためには朝日を浴びます。臓器の体内時計は食事をすることで腸管が動き始めてリセットされるので、できれば起床後1時間以内に朝食が摂れるといいですね。朝食にはタンパク質をしっかり摂ると、脳内ホルモンのセロトニンの原料であるトリプトファンが摂れます。

このセロトニンが分泌されて14時間するとメラトニンに変化します。メラトニンは睡眠の質をよくする脳内ホルモンです。

このように、よい睡眠をとるための習慣は朝から始める必要があります。

質のよい睡眠の具体的なとり方については、177ページから紹介していきます。

レム睡眠とノンレム睡眠

	レム睡眠 からだを休める眠り	ノンレム睡眠 脳を休める眠り
特徴	●浅い眠り ●脳は覚醒状態	●深い眠り
筋肉・からだの状態	●筋肉の緊張がとけ、からだに力が入らない	●筋肉の緊張は保たれる ●深睡眠時は成長ホルモンが分泌され、からだの成長や傷ついた細胞の修復・再生がおこなわれる ●免疫が活性化する
自律神経の働き	●自律神経が不安定で、脈拍・呼吸・血圧が不規則に変化する	●交感神経が休息し、副交感神経優位に ●脈拍・呼吸・血圧は安定 ●深部体温は低下 ●脳の温度を下げるために、熱の放散をして汗をかく
脳内の記憶作業	●記憶・情報の整理 ●思い出しやすいように脳内データを整理	●イヤな記憶の消去 ●記憶の統合作業や定着

3．食べるにこだわろう

「医食同源」という言葉があるように、病気を治療するのも日常の食事をするのもともに生命を養い、健康を維持するために不可欠なものです。実際に、漢方では「薬膳」といって、症状やからだの状態に合わせて食材を組み合わせた食事を摂ろうという考え方があり、病気の治療や健康法の一つとしてとり入れられています。

代表的なのが、食材を「陰陽」に分ける考え方で、「陰」の食材はからだを冷ます性質があり、「陽」の食材はからだを温める性質があるとしています。暑い時季には陰の食材を、寒い時季には陽の食材を摂るほか、からだの状態に合わせて陰と陽の食材を選択します。基本的には「熱証」の人は、陰の食材、「寒証」の人には陽の食材が向いています。（第2章64ページ参照）

食材の陰陽は、原産地や旬の時期によって分けられます。基本的には温暖な地域が原産の食材、温暖な時季にとれる食材は「陰」、寒冷な地域が原産の食材、寒冷な時季にとれる食材は「陽」となります。

〈陰の食材の例〉

キュウリ、トマト、ナス、ピーマン、ミョウガ、バナナ、マンゴー、パイナップル、柿、梨、スイカ、メロン、小松菜・ホウレンソウ・レタスなどの葉物野菜など

〈陽の食材の例〉

冬キャベツ、冬ニラ、タマネギ、ネギ、ニンニク、カボチャ、ゴボウ・レンコンなどの根菜類など

寒証でからだが冷えやすいけれど、時季的に陰の食材しかないということもあるでしょう。そんなときは、食べ合わせや調理によって工夫することができます。陰の食材でも陽の食材と組み合わせたり、加熱調理したりすることで、からだを冷ます効果を弱めることができるのです。例えば陰の食材であるレタスを使う場合、生で食べるのではなく蒸したり、炒めたり、あるいは陽の食材である肉と一緒に食べ

たりすれば、からだを冷ます効果が弱まります。陰の作用を弱める効果は、加熱方法によって異なり、蒸す↓ゆでる↓煮る↓焼く↓炒める↓揚げるの順で効果が高くなります。そのほか、陰の食材を漬物などの発酵食品に加工すると、陽になります。

また、食事は睡眠と同じように、規則正しい生活を送るためにも大事です。毎日なるべく同じ時間帯に３食食べるということを意識しましょう。

最近ではスマホを見ながら食事をする人が増えていますが、感心しません。マインドフルイーティングという言葉がありますが、食べるときには、楽しく食べると消化もよくなります。家族や友達と楽しく話をしながら、もしくは一人でもゆったりと外の景色を眺めながら食べてください。

しっかりと噛むことも大切

あと、しっかりと噛むことも大切です。現代人はものを噛まなくなったと言います。邪馬台国の時代の1回の食事時間は51分、現代が11分、咀嚼の回数は、というと、邪馬台国時代は3990回、現代は620回と、時間も回数もかなり少なくなっています。咀嚼回数でいうと、江戸時代は1465回、戦前は1420回というデータがあり、現代人が如何にものを噛まなくなったかは一目瞭然です。

調理法の発達していない邪馬台国時代は、かなり硬いものを食べていたから必然的に噛む回数が多くなり、1回の食事時間も長かったのでしょう。

最近は食べ物がみんな軟らかくなって、噛まなくてもすぐに飲み込めてしまいます。がんこ煎餅のように、歯が折れそうなくらい硬い煎餅も見なくなりましたね。軟らかいぬれ煎餅のほうが現代人には受けるのでしょう。

丈夫な歯を長持ちさせるには、しっかりと噛むことが大切です。日本歯科医師会が推進している8020（ハチマルニイマル）運動は80歳で20本の歯を保つことです。そのためには、若いときから歯を丈夫にしておくことが必要です。また噛むことで、素材の味が出てきます。ごはんを早食いしても味がわかりませんが、よく噛むと唾液に含まれるアミラーゼの働きででんぷんが分解され、甘さを感じます。よく噛んだ新米の味は最高ですよね。よく噛まないと、味付けを求めて塩、醤油、ソースに頼ってしまいます。それが生活習慣病の原因となってしまうのです。

一口30回といいますが、しっかり噛んで時間をかけて食事することで、食後急激に血糖値が上昇する血糖値スパイクも防ぐことができます。

4. からだを動かそう

現代人が抱える多くの不調は、からだを動かさないことが根底の原因となっています。肩こりや首こりは長時間のデスクワークや運動不足から肩や首まわりの血流が悪くなり、引き起こされます。

特に近年はこころは疲れているのに、からだは疲れていない人が増えているように感じます。毎日仕事で忙しく疲れ切っていて運動どころではないと感じる人もいるようですが、実は疲れているのはこころだけで、からだは疲れていないということもあります。

運動をすると血流がよくなり、肩こりや首こりが改善されるほか、近年の研究では不安感やうつ症状の改善にも効果があることが指摘されています。

運動の種類はさまざまです。心拍数を増加させて心肺機能を高めるための運動、筋力強化のための筋トレ、凝り固まった筋肉を伸ばすストレッチ、それからバランス感覚を強化する運動、などです。運動の種類は、目的に応じて、年齢や自分の体力を勘案してメニューを決めることをおすすめします。

今まであまり運動習慣のない人がいきなり張り切って運動すると、ひざや腰を痛めることもよくあるので、注意が必要です。こうした方にはウォーキングから始めてもらいます。最初は1日3000歩くらいを目標にして、徐々に歩数を増やしていただき、慣れてきたら少し強度を上げるために、坂道や階段を上るなどしてください。ただし、階段での事故は下りで起こりやすいです。できれば上りは階段で、下りはエスカレーターやエレベーターを使うのがよいです。神社であれば、行きは急坂、帰りはなだらかな坂をすすめています。

インナーマッスルが弱いと姿勢が悪くなる

筋トレも、アウターマッスルを鍛えたいのか、インナーマッスルを鍛えたいのかによって、運動の種類が違います。現代の生活ではあまりインナーマッスルを使わないので、インナーマッスルが弱いことによって、姿勢が悪くなったり、側弯症などの背骨の歪み、さらに年齢を重ねたときの脊椎の圧迫骨折などがよく見られます。これらは骨を支えるインナーマッスルが弱くなることによって起こります。特に50代以降はアウターマッスルよりもインナーマッスルを鍛えることをすすめています。

ヨガ、太極拳、ピラティスなどを始めるのもよいですし、今ではＹｏｕＴｕｂｅでいろいろなコンテンツがあります。インナーマッスルトレーニングはそれほど筋肉疲労を来さないので、毎日少しの時間取り組むことをおすすめします。

時間がないという場合は、通勤で運動量を稼ぐことをおすすめします。一停留所歩く、とか駅の階段を上る、などです。駅で若い人がエスカレーターを待って並んでいる姿を見ますが、駅の階段は無料のスポーツジムです。これを利用しない手はありません。歩くときには歩幅を大きくとってやや速めに歩くといった工夫をするだけでも効果的です。

疲れているから運動できない、という人は、こころの疲れとからだの疲れをよく見極めてください。からだはそれほど疲れていないのであれば、軽い運動で、何も考えない時間を持つことも大切です。９の項目のデフォルト・モード・ネットワークにつながります。

5．入浴しよう

健康でいるために欠かせない要素が、自律神経のバランスが整っていることです。自律神経は、呼吸や体温、血圧、心拍、消化、代謝など生きていくうえで必要な生命活動を維持するために24時間活動している神経で、私たちの意思とは関係なく働いています。

自律神経は交感神経系と副交感神経系に分けられ、それぞれの働きは異なります。交感神経は活動するときに働く神経で、「活動モード」「緊張モード」と言われることもあります。副交感神経は休息やリラックスするときに働く神経で「リラックスモード」と言われます。運動時に心拍数が増え、血圧が上がるのは交感神経の働きによるものです。一方、家でのんびりと過ごしているときには心拍数が減り、血圧は下がります。これは副交感神経の働きによるものです。

朝起きてから徐々に交感神経が優位な活動モードになって仕事に集中する、仕事が終わったら徐々に副交感神経が優位なリラックスモードへとスイッチして眠りにつくというのが理想的な1日です。

しかしストレスがたまっていたり、生活が不規則になったりしていると交感神経が優位な状態が続き、自律神経のバランスが乱れます。すると眠れない、イライラするといった状態に陥りやすくなるのです。

ぬるめのお湯でリラックスモードへ

自律神経のバランスを整えるためにぴったりなのが、入浴です。つねに緊張モードにあるという人は、夏は38℃前後、冬は40℃前後のぬるめのお湯に20〜30分程度つかると交感神経が優位な状態から副交感神経が優位なリラックスモードへとスイッチしやすくなります。質のよい睡眠のためには、ベッドに入る30分〜1時間前の入浴がベストです。

入浴の効果はこれだけではありません。温浴効果で血流がよくなります。特に毛細血管が開くので、冷え症などがある人はゆっくりと入浴してください。また、お風呂では、水圧がかかるので、リンパの流れがよくなりむくみがとれます。さらに、浮力があるので、関節の可動域が拡がります。家のお風呂ではなかなか手足を動かすのが難しいでしょうが、銭湯や温泉に行って、大浴場に入ったら、関節を動かす運動を是非してください。こんなに軟らかかったのかと驚くことがあります。

入浴にはいろいろな効能があり、本当に日本に生まれてよかったと感じることがしばしばです。

6．呼吸を意識しよう

５の項目で書いたように、自律神経は生きていくうえで大切な神経系統で、乱れてしまうとさまざまな弊害を起こします。しかしながら自律神経は自分の意思ではコントロールできない神経です。そんな中でもいくつかの方法があります。一つは呼吸法です。息を吸うときには交感神経が優位な状態となり、心拍数が上がります。

一方、息を吐くときには副交感神経が優位な状態になり、心拍数が下がります。しかし、呼吸が浅いと交感神経、副交感神経のスイッチがうまくおこなわれません。

眠れないとき、大事な仕事の前など、ここ一番の舞台で緊張状態にあるときに呼吸を意識すれば、リラックスモードへとスイッチすることができるのです。リラックスするためにおこなう呼吸法は、次のポイントを意識してください。

- 先に息を吐き切ってから吸う
- 吐くときは横隔膜が上がるのを意識しながら、6秒以上かけてゆっくり長めに吐く。鼻より口から吐くほうが息を多く吐き切れる
- 吸うときは横隔膜が下がるのを意識しながら、吐く時間の1／3～1／2の時間を目安に吸う。吸うときは鼻から吸う
- おへそから5㎝くらい下にある「丹田《たんでん》」というツボを意識して呼吸をする

自律神経のバランスが乱れているとき、緊張状態が続いているときには１日10回程度この呼吸法を実践すると効果的です。

座禅や瞑想、ヨガや太極拳などもこの呼吸法を意識します。呼吸法を身につけるとある程度自律神経をコントロールすることが可能になります。

現代人は呼吸が浅いといわれている

理想では普段から深い呼吸ができれば自律神経が整うのですが、現代人は呼吸が浅いといわれています。いうまでもなく、呼吸は肺が拡がったり縮んだりすることで起こります。しかし、肺自体は自分の力で拡がったり縮んだりすることはできません。呼吸筋が動くことで、あくまでも受動的に拡がったり縮んだりします。さらに走ったりして息が上がると呼吸補助筋といって、普段は使わない呼吸筋を使って肺を拡げて酸素をとり入れます。意識的にこれらの筋肉を鍛えるには、呼吸筋トレーニングをするとよいです。これもYouTubeにあります。日頃から深い呼吸を意識してみてください。

7. 姿勢を整えよう

呼吸が浅くなる原因の一つに、姿勢の悪さがあります。長時間のパソコン作業などによって前かがみの姿勢が癖になると、背中が丸まり、あごや頭部が前に突き出た形になります。「巻き肩」とも呼ばれ、最近非常に増えています。

巻き肩になると肺が圧迫された状態となり、呼吸が浅くなるのです。からだの中にとり入れられる酸素の量が減るため、からだや脳の細胞に酸素がいきわたらなくなり、からだの不調やうつなどの症状を引き起こすこともわかってきています。また、前かがみの姿勢でつねにうつむき加減になると、こころにも悪影響を及ぼし、気分が落ち込みやすくなると考えられます。

姿勢の悪さは自分では気づかないこともあります。肩の力を抜いて腕を自然におろした姿勢で立ち、真横から誰かに写真を撮ってもらうと、背中の丸み、反り腰など姿勢が悪くなっていないかどうかを確認することができます。次のような点をチェックしましょう。

〈巻き肩姿勢〉

- 肩、腕、耳がからだの中心より内側（前側）に入っている
- 背中が丸く猫背
- 首の骨の曲線がなくなり、ほぼ直線（ストレートネック）
- 手のひらが後ろ（手の甲が前）を向く
- 背中から腰のS字カーブがなくなる
- 骨盤が後ろに傾き、ヒップがたるむ

巻き肩なのに無理に姿勢をよくしようとすると、次のような姿勢になり、「隠れ

巻き肩」と呼ばれます。

〈隠れ巻き肩の姿勢〉

- 耳の位置はほぼ正常、肩や腕はからだの中心より内側（前側）に入っている
- 背骨は丸くカーブしているが、外からはわかりづらい
- 首の骨の曲線がなくなり、ほぼ直線（ストレートネック）
- 手のひらが後ろ（手の甲が前）を向く
- 背中から腰のS字カーブが急（反り腰）
- 骨盤が前に傾き、ヒップが突き出る

インナーマッスルを意識してからだを使う

現代人の姿勢が悪くなった原因が日常の生活にあることは間違いないでしょう。姿勢を正しく保つには、インナーマッスルが鍛えられている必要があります。江戸

時代の人たちはインナーマッスルの使い方の名人でした。

便利な世の中になり、掃除・洗濯なども簡単になりました。今時ほうきで家を掃除したり、雑巾がけをしたりする家庭も減っていると思います。小学校のときの床掃除で、よつんばいの姿勢で雑巾がけをしたのが懐かしく思い出されます。また今では洋式トイレで座って用を足すのが当たり前になりましたが、以前は和式トイレでした。和式トイレは蹲踞《そんきょ》の姿勢を毎回とってバランスをとるわけですから、相当に鍛えられます。今さら時代に逆行することはできませんが、普段の生活の中で、なるべくインナーマッスルを意識したからだの使い方をするのがよいと思います。

8. ナナメの関係を作ろう

親子や夫婦、職場の上司や部下、同僚、ママ友……、こうした人間関係で生じる悩みは、ストレスの原因となります。親子は縦の関係、友達は横の関係となりますが、最近注目されているのが〝ナナメの関係〟です。利害関係のない世代を超えた関係で、例えば近所の知り合い、趣味や習い事、行きつけの飲食店や美容院を通じて知り合った人などを指します。

ナナメの関係では利害関係がないからこそ、自由に話したり、悩みを打ち明けたりすることがしやすくなります。そうした中で自己肯定感、ダメージを受けても回復する力、他者に助けを求める力、コミュニケーション能力などを向上させることができると考えられます。核家族化が進んだことによって、子どもにとっても親や教師だけではない第三者と接する機会を設けることが重要だとされています。

社会とつながりを持つということ

ナナメの関係にはいくつもの効用があります。若い人たちにとっては、高齢の方から生きる知恵を授かれます。逆に高齢の方は若い人たちから新しい技術や最近の流行を教えてもらえたりします。

ナナメの関係を持つということは、社会とつながりを持つということでもあります。地域活動への参加など、さまざまなつながりを持つ人ほど、認知症になるリスクが低いという報告もあります。

特に注意が必要なのは、退職後、付き合う人が極端に減る男性です。一生懸命スポーツジムに通ってからだを鍛えても、認知症になってしまったというケースはよく聞きます。一方、女性はさして運動もせず、友人たちとランチをしたり、楽しくおしゃべりをしたりするコミュニティがすでにできていますので、認知症になりにくいのです。

高齢になったら、職場とは関係のない新しいコミュニティに加わることをおすすめします。地域の趣味の集まりでもよいですし、同窓会などで意気投合した友達とときどき会う、などというのもよいです。学生時代とは全く違った友達関係が築けると思います。会社を辞めても、友人たちと旅行したり、美術館巡りをしたりしている人はいつまでも若いですね。

9. 上手に休もう

慢性的に疲れを感じていても、忙しさから、つい休むことをおろそかにしていませんか？　特に長時間パソコンの前に座っているなど、デスクワークによる疲れは、本人も自覚しにくいものです。しかし、疲れはたまればたまるほど、回復させるのが難しくなっていきます。大事なのは、なるべく疲れないようにする、疲れたと感じたら早めに休んでリフレッシュタイムを持つということです。

休むといっても休日に一日中寝床にいればいいかといったら、そうとも限りません。寝すぎるとその後眠れなくなってしまうケースがあるからです。疲れを感じていたら「休日はいつもより30分～1時間程度長く眠る」「昼寝をするなら午後3時くらいまでに1回20分以内」など、生活リズムが狂わない程度に睡眠をとるのがおすすめです。疲れをため込まなければ、この程度でも十分に回復できるのです。

また、休日に仕事のことを考えていたら、こころは休まりません。普段仕事でいっぱいいっぱいになっている人は、仕事から離れてボーっと過ごす時間が必要です。何もしていないとどうしても仕事のことを考えてしまうということであれば、運動で汗をかいたり、趣味に没頭したりすることが有効です。ボーっとしているときにアイデアが浮かぶこともあります。

このように仕事を離れて少しゆったりするときに働くのがデフォルト・モード・ネットワークです。頭を休める、という表現がありますが、実際には脳の血流量はほとんど落ちません。脳はしっかりと記憶の整理をしたり、新しいアイデアを生んだりして、フルに働いているのです。

みなさんも、仕事に行き詰まって、ちょっとコーヒーブレイクをしているときに、はっと新しいアイデアが浮かんできた経験があると思います。ずっと作業ばかりしていると、実は記憶の整理ができずに、仕事の効率は落ちます。

ホッとできる環境をリストアップ

ただ休むのではなく、〝上手に〟休むということが未病を改善するためのカギとなります。ではどのようにすれば上手に休めるのでしょうか。私が患者さんにすすめているのは、ホッとできる環境をリストアップすることです。例えば、この喫茶店でジャズを聴いているとホッと安らぐ、とかお気に入りの公園のこのベンチから景色を眺めるのが好き、だとか、人によってさまざまです。自分なりのホッとする場所や動作をリストアップしてください。多ければ多いほどいいです。行き詰まったときに、その中からどれかを選んで少し休憩してください。状況によって（例えば時間がこれくらいしかない、など）選べるものは限られると思いますが、上手に休むコツをつかんでください。

なお、行き詰まっていない状況でも1時間に2～3分は立ち上がるのがよいです。私のスマートウォッチは毎時間「スタンドの時間です」と教えてくれます。長時間根を詰めて座っていると、からだもこころも凝り固まってしまいますから、必ず定期的に立って、少しからだを動かす時間を作ってください。

10・プレコを実践しよう

この項目は年齢によっては該当しない方もいるかもしれませんが、その前提でお読みください。プレコとは「プレコンセプションケア」の略で、将来の妊娠を考えている女性やカップルが健康や生活に向き合う取り組みのことです。すでに妊娠を計画している人だけではなく、若い世代の男女が将来、より健康になること、次世代の子どもたちをより健康にすることなど、その目的は幅広く設定されています。

海外では米国疾病管理予防センター（CDC）や世界保健機関（WHO）などがプレコを提唱していますが、日本では若い女性の低栄養や低活動性によるやせの増加、その一方で肥満の女性も一定数いることが問題になっています。やせている女性からは低出生体重児が生まれやすいこと、さらに低出生体重児は将来心筋梗塞や糖尿病などの生活習慣病にかかりやすいことなどが指摘されています。肥満も妊娠合併症の増加やそれ自体が原因となるさまざまな病気の発症へとつながります。

プレコの対象は女性だけではありません。不妊の原因の半数は男性にもあると言われています。近年は生活習慣が精子の質や造精機能に影響を及ぼすことが明らかになっています。プレコに取り組むことは、未病を改善することと大きく重なるのです。

恐ろしいのは、若さに任せて無理をしたときの遺伝子の損傷は一生抱えることになるということです。若いときはそんなことは考えませんよね。喫煙や無理な飲酒、不摂生な生活、極端な睡眠不足、ジャンクフードばかり食べる、など、若さゆえ許されていると思ってしまいがちですが、若い頃からしっかりと将来の健康を見据えて生活を整えることが必要です。それが将来のこころの健康を保つためにも重要になるのです。

12 メンタルにおける養生法

自分を客観視して、こころを平静に保つ
ストレスマネジメントの引き出しをたくさん持つ

「未病を改善する10の行動指針」は、こころとからだどちらにも共通する基本的な養生法ですが、ここからはこころにフォーカスした養生法を紹介していきます。

メンタルにおける養生法として、最も重要なことは、〝こころを平静に保つ〟ということです。漢方では七情（怒、喜、思、憂、驚、悲、恐）という7つの感情が不調を引き起こす原因になると考えます。どんな環境にあってもこころを平静に保つ術を身につけていれば、メンタルの不調を未然に防ぐことができるのです。

ではどうすればこころを平静に保つことができるのでしょうか。大事なことは、

自分を客観視するということです。

例えば上司との関係に悩んでいて、自分の中で怒りの感情がわいていたとします。しかしその関係を外から見てみると、何だか滑稽に感じて感情が落ち着き、冷静になることができます。最近の言葉では「メタ認知」と呼ばれ、自分の思考や認知（考える、感じる、記憶する、判断するなど）を客観的に把握することが重視されています。

自分を客観視するために日記を書く

自分を客観視するためにおすすめなのが、日記を書くことです。日本では古くから日記を書く文化がありますが、江戸時代の漢方医が書いた日記には、その日起きた事実だけが淡々と書かれています。感情を書いてしまうと主観的な視点から抜け出せませんが、事実だけを書くことによって、自然と自分や起きたできごとを客観視できます。

メンタル不調を抱える人は、自分に何が起きているのかがわからないまま、不安が増強して悪循環に陥っていることがよくあります。自分の中で何が起きているのかを理解する、つまり客観視できるようになるだけで精神的に落ち着いてくるというのは、患者さんを診ていてよくあることです。

では、具体的にどのように客観視していくか、という例をお示しします。

□自分のこころの不調はどのようなタイプなのか？

タイプ①　のどの詰まり、不安、不眠（気うつタイプ）

タイプ②　イライラ、動悸（気逆タイプ）

タイプ③　やる気が起きない、食欲がない（気虚タイプ）

西洋の病名ではなく、漢方医学的解釈でタイプ分けします。それによって、対処の仕方も変わってきますので、自分のタイプを知ることは大切です。

□精神的ストレス、あるいは肉体的ストレスなど、思い当たる原因はあるか？

このときに、エピソードを時系列で遡って考えます。すなわち、パニック障害になったのは、電車の中だった。その前に下痢をするようになっていた。その原因として過重労働があり、寝不足だった、などです。関係ないように見えることも、時間的に遡ると根源的な原因に行きつくこともあります。

□どういうとき（例えば月経前、更年期、天候など）に症状が出るか、または悪化するか？

月経前や天候の変わり目で悪化する場合、水毒が加わり、体調不良がメンタルの不調に拍車をかけている可能性もあります。また、寝不足になると気分の落ち込みが激しくなる、ということがわかれば、睡眠をしっかりとることで、解決するかどうかチェックすることができます。

□どういうとき（散歩をしたとき、友人と話したときなど）に改善するか？

少し長い休みをとってのんびりしたらメンタル不調が改善した、など、どのようなことで改善するかも大事なポイントです。

簡単に書きましたが、実際の診療では、こうしたことを詳しく聞いていきます。話しているうちに、自分でも気が付かない原因にたどりつくこともあります。診察を受けなくても、友人や家族に悩みを打ち明けて一緒に分析していく方法もあります。いずれにしても、単に調子が悪い、ではなく、客観的に分析してみましょう。

153ページで紹介した呼吸法は、感情が乱れてこころを平静に保てないときなどに即効性がある対処法として役立ちます。そのほか、毎日決まった時間に寝て起きる、3食を同じくらいの時間帯にとるなど規則正しい生活を送ることも、こころを平静に保つことにつながります。

ストレスマネジメントの引き出しの例

「9．上手に休もう」の項目で、デフォルト・モード・ネットワークの話をしました。がむしゃらにやり続けるのも大切ですが、ときにふっと力を抜いてデフォルト・モード・ネットワークを活性化したほうが効率はよいです。そのためにはストレスマネジメントの引き出しをたくさん持つ、という話をしました。現代人は気を抜くのも苦手になってきているようですが、あまり難しく考えないでください。ボーっと外を見るのも一つの方法ですが、要するに、日常の生活を忘れて没頭できることがあればそれでもよいのです。

ストレスマネジメントの例を挙げますが、あくまでも本人がホッと一息つくためのものですので、自分で見つけていくのが一番です。

例として、次のようなものがあります。

- 友人とおしゃべりする
- 温泉に行く
- 散歩をする
- 推しの動画を見る
- お気に入りの音楽を聴く
- 短い仮眠をとる
- 美術館などお気に入りの場所に行く
- 神社仏閣を巡る
- 好きなスイーツを食べる

- 自然観察をする
- 楽器を演奏する
- 仏像作りをする
- 写経をする
- 模型を作る
- 大人買いをする
- まったりする
- 運動で汗をかく
- お気に入りの喫茶店に行く
- お気に入りの写真を見る

仏像作り、なんてとんでもないことを書きましたが、これは以前テレビで紹介されていたものです。仏像を作る教室に通って、その時間はすべてのことを忘れて没頭できるため、仕事の効率もよくなる、と紹介されていました。

ストレスマネジメントは、日頃から実践することです。こころの疲れがたまり切ったときではなく、こまめに解消していくことで、こころの不調を未然に防ぐことができるのです。こころが疲れているときには、何をするにも無理と考えがちです。しかし、こころの疲れとからだの疲れは別で、こころは疲れていてもからだは疲れていないというのはよくあることです。その点を客観視して、からだが疲れていなければ、お気に入りの場所に出かけるなど、ストレスマネジメントを実践してほしいと思います。ストレスマネジメントの引き出しを多く持っている人は、状況に応じて使い分けることができます。例えば旅行によってストレスを解消しているという人は多いかもしれませんが、遠出するにはまとまった時間が必要になります。それよりも手軽にできるストレスマネジメント法をたくさん持っているほうが、ストレスをため込みすぎず、ちょこちょこ解消していけるのです。

13 生活改善の具体的方法

こころの疲れをとる質のよい睡眠と「天然の精神安定剤」のビタミンやミネラル

こころを平静に保つためには、規則正しい生活を送ることが基本となります。日々やるべきことがたくさんあって、規則正しく生活するのが難しいと感じる人は、睡眠を軸に考えるとよいです。睡眠はこころの疲れをとるためにも大きな要素となりますが、こころの不調があると睡眠の質や時間に影響を及ぼすという悪循環に陥りやすくなります。どんなに忙しくても睡眠時間は確保してほしいものです。ただし、睡眠は量だけでなく質も大切になります。

私の診療所には、睡眠について悩む患者さんが多く訪れます。そうした患者さんには、次のようなアドバイスをしています。こころに不調を感じている人は、まず睡眠から見直すのも一つの方法です。

質のよい睡眠のための条件

質のよい睡眠のための条件として、次のようなことがわかっています。

1．交感神経、副交感神経のスイッチが上手にできる

ストレスを抱えている人、メンタル不調がある人に多いのが、自律神経のバランスが乱れていることです。自律神経は「交感神経」と「副交感神経」の二系統があり、交感神経は、活動するときに働く神経で、副交感神経は、休息やリラックスをするときに働く神経です。交感神経と副交感神経はシーソーのような関係にあり、片方が優位になると片方が抑制されます。つまり交感神経が優位なときは「緊張モ

ード」であり、副交感神経が優位なときは「リラックスモード」となります。

睡眠は究極のリラックス状態ですから、副交感神経がスイッチオンになっていないとスムーズな眠りにつけません。これが現代人にとってはなかなか難しいのです。デスクワーク中心でからだを動かさないまま、残業して帰宅して、食事・入浴をさっさと済ませて、少しでも早く就寝したい、という人が多いのではないでしょうか。しかし仕事を引きずったままでは寝ようとしても、交感神経がスイッチオンになったままなので、なかなか寝つけないものです。寝る前にゆったりとした時間を過ごして、交感神経から副交感神経に、上手にシフトする必要があります。

患者さんの中には、就寝する直前まで仕事をして、疲労困憊の末に寝落ちする人もいます。ぐっすり眠れればよいのですが、どうしても眠りが浅くなり、翌日に疲れが残ります。若い頃はそれでもどうにか辻褄を合わせることができても、加齢に伴い、無理がきかなくなります。そうなったら長年の習慣にとらわれず睡眠習慣を見直しましょう。

2. メラトニンが十分にある

睡眠時には眠りのホルモンとも呼ばれる「メラトニン」が分泌されます。体内のメラトニンは夕方くらいから徐々に増え始め、夜になるとその作用で、だんだんと眠くなります。ところが、眠りに必要な量が十分に分泌されないと、眠れません。メラトニン不足の大きな原因となるのが、光です。スマホ、パソコンなどから放出される「ブルーライト」はメラトニンの生成を抑制し、強い覚醒作用があることがわかっています。

3. 就寝時に深部体温が下がっている

139ページで紹介したように睡眠中は「レム睡眠」→「ノンレム睡眠」のサイクルを何度か繰り返しますが、最初の2サイクルくらいに深い睡眠が現れます。深い睡眠を得るためには、深部体温（脳や内臓などからだの内部の温度）が十分に下がっていることが必要です。

質のよい睡眠のための眠活

こうした条件をふまえて、質のよい睡眠のための具体的な方法〝眠活〟を紹介します。

1.朝日を浴びる

眠活は寝る前だけでなく、朝起きたときから始まります。朝目覚めたら、まずは朝日を浴びましょう。日の光を浴びると、睡眠中に分泌されていたメラトニンの分泌がストップして、セロトニンという目覚めと活動のホルモンが生成・分泌されます。セロトニンは日中活発に活動するために欠かせないホルモンです。セロトニンは14~16時間するとメラトニンに変化します。日中のセロトニンの量が多ければ多いほど、眠りにつくためのメラトニンの量も増える、という関係にあるのです。

2.起きて1時間以内に食事を摂る

私たちのからだに内在している体内時計は、24時間より少し長いことが知られています。体内時計を司る時計遺伝子は脳内と、それ以外のからだ全体にあります。朝日を浴びることで脳の体内時計はリセットされます。一方、からだ全体の体内時計をリセットするには、起床後1時間以内に食事を摂るのがおすすめです。そのときには、セロトニンの原料になるトリプトファンをしっかりと摂りましょう。トリプトファンはタンパク源となる肉類、魚介類、乳製品、卵、大豆などに含まれています。

3.夕方に軽い運動をする

夕方に心地よい疲れが残るような運動をするのがおすすめです。寝る前の激しい運動は交感神経が興奮することになるので、避けたほうがいいでしょう。

4．カフェインは寝る5時間前まで、食事は3時間前まで。寝酒をしない

カフェインの代謝には個人差があるため一概には言えないのですが、寝る5時間前を目安に控えるのがベターです。夕食の時間は、しっかりと消化ができるだけの余裕を持つために寝る3時間前までに済ませましょう。寝る直前に食べると胃腸が働くため、眠りが浅くなるのです。どうしても食事が寝る直前になってしまう場合、消化のよいものを軽めに食べましょう。寝酒は眠りを浅くするので、過度の飲酒は避けてください。

5．寝る1時間〜1時間半前の入浴は寝つきをよくする

入浴で深部体温を十分に上げておき、その反動で、深部体温が下がるタイミング

で就寝すると深い眠りに入りやすくなります。入浴はぬるめのお湯に少し長めに入るのがおすすめです。暑い時季に熱いお風呂に入ると、たとえ短時間の入浴でも汗が引きません。ぬるめの温度のお湯で少し長めに入浴すると、血流がよくなり、ゆったりして副交感神経も活性化されます。逆に熱いお風呂は短時間でも、交感神経が活性化して眠りづらくなります。

6.寝る前のリラックスタイムをルーティン化する。ただしブルーライトは避ける

寝る前は仕事や日常のことを忘れ、リラックスする時間を持ちましょう。趣味の本を読んだり、好きな音楽を聴いたりと、贅沢な時間を過ごしてください。スマホ、パソコンなどはブルーライトによってメラトニンの生成がストップしてしまうので、使用を避けましょう。

さまざまな食材を意識して中庸を目指す

食事もメンタルと非常に深く関わります。ストレスによって自律神経のバランスが乱れると、胃腸の働きが低下して、体重が一気に落ちるという方もいます。また、おなかがすくのは副交感神経の働きによるものです。交感神経が優位な緊張状態が続くと、食欲も低下します。こうしたときには、脂っこいものは避け、なるべく消化のいい食事をおすすめしています。

一方、食生活がメンタルに影響を与えることもあります。忙しいときにはつい丼ものやパスタ、カレーライスなど糖質メインの一品料理に頼りがちになりますが、メンタル面を安定させるために必要なのは、「天然の精神安定剤」と言われるビタミンやミネラルです。

「天然の精神安定剤」といわれるビタミン・ミネラル

カルシウム

身体機能の調節、維持に必要なミネラルの一つで、興奮した脳神経の作用を抑えると言われています。牛乳、ヨーグルト、チーズなどの乳製品や小魚、豆腐、納豆、海藻などに多く含まれています。干しシイタケ、イワシ、サケ、バナナなどに含まれるビタミンDと一緒に摂ると、カルシウムの吸収がアップします。

ビタミンD

ビタミンDは骨の成長を促すことでよく知られていますが、コロナ禍で、免疫を高めるのにも重要だとして注目されるなど、多様な作用があることが知られるようになりました。その中の一つに精神的な作用があることもわかってきました。うつ病の人ではビタミンDが不足していて、ビタミンDを補充するとうつ症状が改善したという研究もあります。ビタミンDは、日光に当たると生成されます。北欧ではビタミンD不足が大きな問題になっていますが、日本でもオフィス生活をしているとほとんど日に当たらないで過ごしてしまうので、ビタミンD不足の人が増えています。次に挙げる亜鉛とともに、日本人に不足しがちなものですが、採血すれば数値を簡単に測れるので、心配な人は調べてみてください。

亜鉛

幸せホルモンとも呼ばれる「セロトニン」は、トリプトファンというタンパク質から産生されますが、その産生に関わっているのが亜鉛です。牡蛎、抹茶、煮干し、ゴマ、きな粉、切り干し大根などに多く含まれています。

ビタミンC

ストレスにさらされると、ビタミンCが急速に消費されます。ストレスは精神的なものだけではなく、疲労、暑さ、寒さ、感染症なども含まれます。ストレスが多い人は、意識して摂るようにしましょう。ビタミンCは緑黄色野菜やフルーツ、イモ類に多く含まれています。

糖質を代謝するには、ビタミンやミネラルが必要です。しかし糖質を摂りすぎると、その代謝のためにビタミンやミネラルが大量に消費されてしまいます。

また、糖質の摂りすぎによって、血糖値が急激に上昇すると、インスリンが大量に分泌されて今度は血糖値が急激に下がります。低血糖になると不安感や強い眠気、集中力の低下などが起こりやすくなります。こうしたことから、糖質の摂りすぎには気をつけましょう。

とはいえ、糖質はからだや脳のエネルギー源となる重要な栄養素です。食事については どれか一つの栄養素に偏るのではなく、バランスよく食べるということが何より大事です。「未病を改善する10の行動指針」の「３．食べるにこだわろう」で、暑い時季には陰の食材を、寒い時季には陽の食材を摂るということを紹介しましたが、それもあくまで多めに摂って「中庸を目指す」ということであって、大事なのは陰と陽のバランスです。例えば冷え体質の人の場合でも、夏はキュウリやトマトなど夏野菜でからだを冷ましつつ、冷えすぎないようにからだを温める肉や魚などのタンパク源やゴボウなどの根菜類なども摂るなど、さまざまな食材を摂ることでバランスを保つことが重要なのです。

第4章では、未病を改善する行動指針やこころの養生法、生活改善の方法を紹介してきましたが、そのすべてをやる必要はありません。完璧にやろうと頑張りすぎてしまうと、結局長続きしないからです。自分にできそうなこと、向いていそうなこと、どれか一つでもいいので始めることが大切です。その一歩が、これからのあなたのこころやからだの健康につながるはずです。

よい習慣を継続するためには、一緒に頑張る仲間がいるのが理想です。仕事終わりに仲間とジョギングしている光景をよく目にします。そうした仲間がいなくても一緒に寄り添ってくれる人がいると継続ができます。そんな人向けに「Habitone」（ハビトーン）というアプリがあり、私が監修しました。少しでも多くの人が、早いうちによい習慣がついて継続できるように支援ができれば幸いです。

第5章

メンタル不調に漢方を賢く活用する

14 漢方診療のスタイル

漢方薬の効果は医師の腕と生薬の品質で左右
漢方のことは漢方に詳しい医師を受診する

最後に具体的にメンタル不調にどのように漢方を活用するかについて述べたいと思います。ここまでお読みいただいておわかりいただけたかと思いますが、漢方というのは東洋哲学に根差した健康哲学です。狭義には、漢方というと「漢方薬による治療」を指しますが、漢方薬は手段の一つであり、鍼灸という手段もあり、その根底には養生という生活習慣の改善があります。これまでも再三、養生なくしては漢方薬も効き目が薄れる、と強調してきましたので、第4章では生活習慣について詳しく書かせていただきました。

メンタル不調に陥ったときに、この本を手にとってくださった方は、まず生活習慣の見直しからスタートしていただければ幸いです。そのうえで、まだメンタル不調が続く、もしくはどのように生活を改善していくのがよいか医師の意見を聞きたい、ということであれば漢方診療を受けるのも手です。

最近では精神科や心療内科の医師が漢方薬を処方してくれることも増えています。患者さんから何も言わなくても処方してくれる場合もあります。精神科や心療内科でよく処方される漢方薬は第３章10の「こころの不調に使う主な漢方薬」に挙げた通りですが、漢方をよく知っている医師であればこれ以外の処方をするかもしれません。出された薬をそのまま飲むのではなく、処方意図を医師に確認してください。また、向精神薬と併用する場合には、相互作用についてもしっかりと聞いてください。その説明を聞いて理解することが治療の助けになることが往々にしてあります。

精神科や心療内科を受診するのはハードルが高く、かかりつけの医師がいる場合には、その先生に漢方治療の可能性について相談するのも手です。現在では９割の医師が漢方薬を日常的に使っている時代ですから、漢方薬をよく処方する先生もいらっしゃると思います。中には西洋病名に基づいて機械的に漢方薬を使っている先生もいます。例えば機能性胃腸症に六君子湯《りっくんしとう》や、便秘に大建中湯《だいけんちゅうとう》など、かなり幅広く使われています。メンタル不調であれば、不眠に抑肝散《よくかんさん》や、咽喉の詰まりに半夏《はんげ》厚朴湯《こうぼくとう》などが、よく処方されます。これでもよく効きますので、まずは試しに飲んでください。

それで効かなかった場合に、次の処方に変えてもらうか、もしくは医師のほうから「漢方のことは漢方に詳しい先生を受診してください」と言われる場合もあります。その場合に参考になるのは、日本東洋医学会のホームページ（https://www.jsom-member.jp/jsomWebMember/html/senmoni_kensaku_search.html）もしくは日本臨床漢方医会のホームページ（https://kampo-ikai.jp/doctor/）が参考になります。その他種々の雑誌でも漢方に詳しい医師が紹介されていますので参考にしてください。

当院・大塚医院のように漢方専門でやっている診療施設もあります。保険診療の範囲では、漢方専門とは標榜できないので、漢方内科を標榜していることが多いです。この漢方専門診療施設にも保険診療でエキス製剤のみでおこなっている場合と、保険で使える生薬も使っている場合があります。例えば私の前職の慶應義塾大学病院漢方クリニック（現・漢方医学センター診療部）では、保険診療のエキス製剤中心で診療していますが、保険診療の範囲内で煎じ薬も使っていました。

生薬が一つ変わるだけで効果が違う

大塚医院は保険外の自費診療で、伝統的な煎じ薬中心の治療をしています。大塚医院には日本全国のみならず、世界中から患者さんが来院され、「最後の砦」的に受診される方もいらっしゃいます。その期待に応えるため、最良質の生薬を用いた漢方治療をおこなっています。長年にわたる漢方治療の経験から、生薬一つ一つが治療効果に大きな影響を与えることを実感してきました。慶應義塾大学病院の漢方クリニックで診療していたときは、エキス製剤は院内で処方してくれたのですが、煎じ薬になると院外処方といって、医師が書いた処方箋を患者さんが外の薬局に持っていって処方してもらう形式をとっていました。あるとき、「薬が思ったように効かなくなった」と患者さんが言うので調べたら薬局のほうで、一つの生薬を変えた、という返事がありました。具体的には補中益気湯《ほちゅうえっきとう》という10の生薬が入る漢方薬の中の当帰《とうき》という生薬を大和当帰から北海当帰に変えたということでした。当帰は補中益気湯の中では主だった生薬ではないのですが、それでも一つの生薬が変わるだけで薬の効果がこうも違うものかと思い知りました。そのほか、桂枝加黄耆湯《けいしかおうぎとう》の黄耆《おうぎ》と晋耆《しんぎ》の違いでアトピー性皮膚炎の治りが全然違うことなど、生薬一つ一つの重要性を実感しています。

漢方薬の効果は医師の腕によるところが大ですが、生薬の品質にも大きく左右されます。たとえていえば料理人と食材の関係のようなものです。料理人の腕がどんなによくても食材がよくなければおいしい料理は作れません。大塚医院は院内処方のため、生薬の選別を薬剤師さんと相談しながら決めています。生薬治療は、私が北里大学東洋医学総合研究所に勤めていた30年以上前からおこなっていますが、残念ながら良質の生薬の入手は年々難しくなってきています。その中でも最高品質の生薬を取り揃えるように日々努力しています。なぜならよい生薬を選別しなければよい治療はできません。大塚医院の仕事の中で、生薬の選別は日々の診療と同じくらい重要な作業になります。

最善の治療を追求するとどうしても保険診療の生薬では困難なため、大塚医院は自費診療でおこなっています。このスタイルを先々代大塚敬節の開設（昭和6年）以来連綿と続けています。

重なりに注意してほしい生薬

申すまでもなく、漢方薬は複数の生薬を組み合わせたものになります。例えば葛《かっ》根湯《こんとう》は有名ですが、中身は7つの生薬から成っています。桂皮《けいひ》、芍薬《しゃくやく》、大棗《たいそう》、甘草《かんぞう》、生姜《しょうきょう》で桂枝湯《けいしとう》という薬なのですが、これに葛根と麻黄《まおう》を加えたものが葛根湯になります。

漢方を処方してくれる医師が増え、複数の漢方薬を飲んでいる患者さんが増えてきました。一つの診療所から複数の漢方薬が処方される場合であれば、処方箋を受けた薬局がチェックするのは容易なのですが、問題は複数の診療所からそれぞれ漢方薬を処方された場合です。

この場合、お薬手帳が一つにまとまっていれば、漢方薬同士の重なりに気が付きますが、お薬手帳が整理されていないと、一人の患者さんに4種類も5種類も漢方薬が重なることもあります。処方箋を薬局に持っていったら、薬剤師さんに飲み合わせなどの注意をよく聞いてください。

特に注意してほしいのは、甘草という生薬です。漢方エキス製剤の7割に入っているので、重なることが多いです。過量になると、血圧が上がったり、むくんだり、血液中のカリウム値が下がったりします。重篤になると、カリウム値が2・5以下になり（基準値は3・5〜4・5）、入院が必要になります。さらに横紋筋融解症といって、筋肉が破壊され、筋肉の成分であるミオグロビンが血中に漏出し、腎機能の低下を招くことがあります。

甘草が重なった場合の目安は生薬として2・5グラムです。しかし、これはあくまでも目安であって、甘草が4グラムでも平気な人もいれば2グラムでも低カリウム血症になる場合もあります。これにはいくつかの要素があって、まず腸内細菌の個人差です。細かいことは省略しますが、腸内細菌の組成によって、カリウム値が下がりやすい人とそうでない人がいます。また、カリウムの摂取量の差です。カリウムは薬物野菜や果物などに豊富に含まれますが、普段野菜などを食べない人はカリウム値が下がりやすいです。高齢になると食事の摂取量そのものが減ってきますので、注意が必要です。最後にやせている人です。カリウムは細胞の中にプールされているのですが、筋肉量が少なくやせている人ではカリウムのプール量が少ないので、血清カリウム値が下がりやすくなります。

こうした種々の条件があるので、原則として定期的に採血をすることが安全使用には大切です。処方された漢方薬の中身はネットなどで確認できるので、甘草の重なりがあり、2・5グラムを超えているようでしたら、医師に定期的な採血をお願いしてください。

重なりに注意してほしい生薬はほかにもあります。麻黄という生薬にはエフェドリンが含まれていて、交感神経を刺激するため、動悸を来します。高齢者では尿閉になることもあります。附子《ぶし》はトリカブトの根で、からだを温め、しびれや痛みを取る優れた生薬ですが、これも過量になると動悸を来しますので、すぐに中止して、医師または薬剤師に相談してください。

甘草・麻黄・附子以外にも漢方薬の副作用はあります。漢方薬同士だけでなく、西洋薬との飲み合わせや食事摂取上の注意などもありますので、飲んでいる漢方薬をすべて見せて、薬剤師に相談してください。

15 漢方診療を受ける際の心得

起こった出来事を時系列に整理しておく
医師と一緒に不調の原因を考えていく

漢方診療所初診時の診察を効率的に進めるためには、今回の不調に陥る前に起こった出来事を時系列に整理していただけると助かります。その余裕すらないこころの状態であれば無理をしなくてもけっこうです。原因を自分で考える、というのではなく、これまでの経緯を時系列に従って淡々と書き留めていただくだけでけっこうです。完全である必要もありません。初診時に問診しながらこころの不調を来した原因を一緒に探っていきます。

その出来事の解釈は初診時に一緒に考えていきますので、今の不調に至るまでに起こったことを、時間を遡って列記していただけると診療の助けになります。

例えば引っ越しをして住環境が変わった、子どもが反抗期に入った、職場が異動になり新しい人間関係がスムーズに構築できないなどについて、時系列に整理していただくことが大切です。漢方診療は推理小説のよう、という話をしましたが、物事には必ず原因がある、というのが漢方的考えです。時系列を遡って、今の不調の原因が大体読み解ければ、治療は半ばまで来たも同様です。実際に、そうして短い期間で治療を終えた例が多数あります。

漢方の治療は標治療法（今目の前にある症状を治める）と本治療法（根本的に治す）の二通りに分けることもできます。この標治療法と本治療法は、気管支喘息《ぜんそく》やアトピー性皮膚炎などのアレルギー性疾患でよく使い分けます。

気管支喘息を例にとると、発作が毎日起きていて苦しいのであれば、麻杏甘石湯《まきょうかんせきとう》や越婢加半夏湯《えっぴかはんげとう》などを用いて気道を拡張し、発作が起きないようにします。これが標治療法です。発作が治まったところで、体質改善を図るために、本治療法に入ります。漢方的な弱点を見つけてその治療をするのですが、小柴胡湯《しょうさいことう》や柴朴湯《さいぼくとう》などをよく使います。

メンタル不調の漢方治療にも標治療法が必要な場合もありますが、根本的に治す本治療法を目指します。こうした漢方治療をよく川の濁りにたとえます。川の流れで、目の前に濁った水があった場合、それを一生懸命すくえば、その場はきれいになりますが、上流からどんどんと濁った水が流れてきて、また元通りになってしまいます。それよりも上流に遡っていき、濁った水の出元をきれいにしたほうが早く解決できます。そうした理由で初診時になるべく不調の原因の本質に迫りたいのです。

漢方の医師と一緒に解決策を見出す

厳しい言い方ですが、漢方治療が始まったら、漢方薬を飲めばすべて解決する、と考えていたら大間違いです。治療が成功するためには、受動的な態度ではだめです。これは健康を追求する場合すべてに当てはまりますが、運動やストレッチをしないで、マッサージに頼っていることなどです。マッサージに頼る局面はあると思いますが、それは自分でやることをやった後です。

私は漢方医になる前、大学病院で糖尿病の患者さんを診療していました。薬さえ飲んでいればいいとばかりに暴飲暴食をやめない人は決してよくなりませんでした。糖尿病コントロールの基本は食事と運動ですから、当然といえば当然ですよね。

漢方治療も、まずは養生が基本にあって、それから漢方薬です。漢方薬はあくまで治療の手段の一つであって、すべての病気において、最高の主治医は自分自身だと考えてください。もちろん自分の力だけではどうにもならない病気も多々ありますので、漢方を頼っていただくのは嬉しいですが、そうした場合でも養生指導は欠かせません。状況に応じて、やっていただきたい養生が異なるのは当然で、筋骨格系が弱った高齢の方と、壮年の方とでは、養生の仕方も変わります。

同じ病気でも漢方薬が個人個人違うように、養生も一人ひとり違うので、医師と話し合いながら、自分なりの養生法を確立していくことをおすすめします。

いろいろと取り組んでもらいたいことがある場合、私は守ってほしいことを３つ示して紙に書いてお渡しすることにしています。そしてそれをカルテにも記載します。そうすると次の診察で、３つのうちのどれがどのくらいできたか確認できるからです。例えば1．夜11時までに寝る、2．朝日を浴びる、3．１日３０００歩歩く、などです。なるべく実践しやすそうなものから選びます。最初から高いハードルを設けると達成できない場合に挫折してしまうので、なるべく成功体験が積めるようなものにします。

メンタル不調の患者さんもこちらがお願いすることを実践してくれる場合のほうが早く改善します。もちろん生活習慣が変わったことも大きいのでしょうが、それだけ患者さんが、自分事として早く治したいと取り組んでくれる結果だと思っています。

逆に生活を変えずに、漢方治療に依存している場合、もちろんそれなりに改善しますが、やはり治療に時間がかかるし、最終的なゴールになかなか到達できないこともあります。

ここで言う最終ゴールとは漢方治療にも頼らず、自分の心身を自分でコントロールできる状態に持っていくことです。前にも書きましたが、漢方治療を終了するときが私にとって医師冥利に尽きる瞬間です。漢方治療は自分で治す力を引き出すためにお使いください。

そのうえで、漢方治療を未病改善として役立て、加齢に対する対策として、長年お飲みになっている方も大勢いらっしゃるので、そうした使い方であれば大歓迎です。最高の漢方治療は未病の治療なのですから。

おわりに

本書を執筆していた2024年は、気象庁が統計を取り始めた1898年以来平均気温が最も高く、パリ協定で決めた「産業革命時に比べて、平均気温の上昇を1・5℃以内に抑える」という目標に遠く及ばないことになりました。夏の暑さは半端ではなく、米の生産地もどんどん北に移っています。東京湾には熱帯魚が泳いでいて、春秋が短くなり、夏から冬への急激な温度変化に対応しなくてはなりません。梅雨は私の小さい頃にはしとしとと長く降り続くものでしたが、最近では線状降水帯が発生し、降れば災害を引き起こすような降り方に変わってきています。こうした気候の変化も人間のからだにとってはストレスになります。漢方の世界では、われわれ人間は自然とつながっていて一体と考えます。その意味において、地球が悲鳴を上げている昨今の気候の変化そのものが、メンタル不調を来しうるものです。

加えて情報が氾濫し、24時間ネットからさまざまな情報が入ってきます。便利な情報社会になりましたが、一方で世界の紛争の様子が身近に感じられるようにもなり、不安定な社会の情勢が勝手に目に飛び込んできます。

このように不安定な気候と社会の中で、メンタルをよい状態に保つのは難しい状況になってきています。

メンタル不調は精神科や心療内科を受診するのが王道ですが、本書では漢方という選択肢もある、ということを紹介しました。漢方治療は全人的医療であり、細かい診療科に分かれていないので、からだの不調もメンタルの不調もすべて診察します。中には日本に１０００人もいないような難病の方もいらっしゃいます。もちろんすべてが漢方で解決するわけではありません。大元の難病は治せなくても、それに付随する不快な症状を緩和することはできます。患者さんの困っている症状に寄り添って治療するのが漢方流なのです。

そうした中メンタル不調の患者さんの受診は少しずつ増えてきています。話を聞いてみると、会社での人間関係や家族との確執など、さまざまな理由に行きつきます。そうした原因を患者さんと一緒に時系列を遡りながら紐解いていくことで、今ある不調を客観視することができます。実はそれが一番大切なことだと考えています。自分ではなんとなくこんなことでメンタル不調になっている、という思いは誰しもありますが、それを細かく紐解くことで、解決の糸口が見えてくることも多々あります。

特にお子さんの場合、学校に行けなくなる理由の中に、身体症状（頭痛、めまい、腹痛など）のために、メンタル不調を来す場合もあり、それらを解決することで、元気になることがあります。これからの社会を担う子どもたちが元気になるのは本当に嬉しいことです。

本文にも書いた通り、メンタル不調に対しても漢方が万能なわけではありません。得意とするのは、精神科・心療内科を受診するほどではないけれど、というなんとなく不調やプチうつです。漢方流の方法では、その不調の原因は何かを遡って患者さんと一緒に考え、解決法を探ります。そうした漢方の診察方法は、ご自身でも取り入れられることなので、本書をお読みいただいた方が、医療に頼らずに自分で解決する方法を見出してくれるのが一番の望みです。

最後になりましたが、本書の企画を立てて、編集をしていただいた朝日新聞出版の杉村健さん、執筆を補助してくださった中寺暁子さんにこの場をお借りして御礼申し上げます。

２０２５年１月

渡辺賢治

渡辺賢治
わたなべ・けんじ
修琴堂大塚医院院長／横浜薬科大学学長補佐
慶應義塾大学医学部卒業。同大学医学部内科学教室に入局。米国スタンフォード大学遺伝学教室で免疫学を学び、帰国後、漢方を大塚恭男に学ぶ。慶應義塾大学医学部漢方医学センター長、慶應義塾大学教授を歴任。2019年より漢方専門『修琴堂大塚医院』院長に就任。横浜薬科大学学長補佐・特別招聘教授を兼務。WHO医学科学諮問委員、神奈川県顧問を務める。著書に『漢方医学「同病異治」の哲学』『病院にも薬にも頼らないカラダをつくる「未病」図鑑』『漢方で感染症からカラダを守る!』など。
［修琴堂大塚医院］https://kampo-otsuka.com/

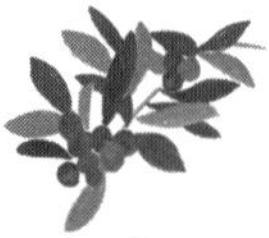

メンタル漢方《かんぽう》
体《からだ》にやさしい心《こころ》の治《なお》し方《かた》

2025年3月30日　第1刷発行

デザイン● Better Days
イラスト● いなばゆみ
編集協力● 中寺暁子

著者● 渡辺賢治

発行者● 宇都宮健太朗
発行所● 朝日新聞出版
〒104-8011
東京都中央区築地5－3－2
電話　03-5541-8814（編集）
03-5540-7793（販売）
印刷所● 大日本印刷株式会社

Published in Japan by Asahi Shimbun Publications Inc.
ISBN 978-4-02-332391-9
定価はカバーに表示してあります。

落丁・乱丁の場合は弊社業務部（電話03-5540-7800）へご連絡ください。
送料弊社負担にてお取り替えいたします。